第47回

救急救命士国家試験問題

解答・解説集

監　修

山本保博　医療法人伯鳳会東京曳舟病院病院長
　　　　　　日本医科大学名誉教授

解答・解説

中野公介　さいたま市立病院救急科部長兼救命救急センター所長

阪本太吾　日本医科大学多摩永山病院救命救急科

冨岡譲二　社会医療法人緑泉会米盛病院副院長

近藤久禎　国立病院機構本部 DMAT 事務局次長

吉田竜介　吉田クリニック院長／元・救急救命東京研修所教授

田邉晴山　救急救命東京研修所

尾方純一　救急救命東京研修所

川上一岳　新潟医療福祉大学

へるす出版

JN033213

●解答・解説担当

監　　修：山本　保博

●本書利用の手引き

・午前，午後の各設問について，正答番号（太字）とその
　解説を付している。
・解説には，『改訂第10版 救急救命士標準テキスト』（へ
　るす出版刊）における参照ページも〔　〕書きで示され
　ているので，併せて参考にされたい。

はじめに

　日本列島は10年ほど前から大きな自然災害の当たり年となっているようである。自然災害の割合が次第に上昇してきており，大規模な自然災害やそれに伴う人為災害に見舞われる確率が高くなっている。その確率を上昇させる大きなファクターを考えるに際して大事な事実は，いまだ終わりのみえない災害，例えばロシアによるウクライナ侵攻のように，新型コロナウイルス感染症の流行時の如きスピードで世界全体を巻き込んでゴールを見つけることではないだろうか。

　今回の『第47回救急救命士国家試験問題　解答・解説集』に関してもいえることであるが，どの答えを選ぶかはそれぞれの読者の選択が大事なのであろう。正解が複数考えられる問題も重要で，救急救命士を目指す諸君には自分の選択ができるようになっていただきたいと思う。国内外を問わずどこにいても活躍できる諸君に期待して，本書を刊行した。ぜひ活用してほしい。

2024年5月吉日

医療法人伯鳳会東京曳舟病院病院長
日本医科大学名誉教授

山 本　保 博

「救急救命士国家試験」の実施要綱等についてのお問い合せは下記までお願いいたします。
〒113-0034 東京都文京区湯島3-37-4　HF 湯島ビルディング7F
一般財団法人日本救急医療財団　TEL 03(3835)1199　　03(3835)0099

◎指示があるまで開かないこと。

（令和6年3月10日　9時30分～12時10分）

注　意　事　項

1．試験問題の数は120問で解答時間は正味2時間40分である。

2．解答方法は次のとおりである。

（1）各問題には1から5までの5つの答えがあるので、そのうち質問に適した答えを（例1）では1つ、（例2）では2つ選び答案用紙に記入すること。

（例1）　**101**　県庁所在地はどれか。1つ選べ。

1．栃木市
2．川崎市
3．広島市
4．倉敷市
5．別府市

（例2）　**102**　県庁所在地はどれか。**2つ選べ。**

1．仙台市
2．川崎市
3．広島市
4．倉敷市
5．別府市

（例1）の正解は「3」であるから答案用紙の ③ をマークすればよい。

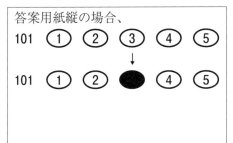

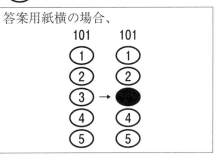

（例2）の正解は「1」と「3」であるから答案用紙の ① と ③ をマークすればよい。

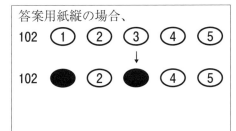

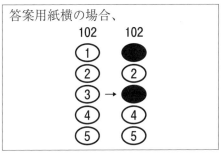

（2）　ア．（例1）の問題では2つ以上解答した場合は誤りとする。

　　　イ．（例2）の問題では1つ又は3つ以上解答した場合は誤りとする。

A

1 体液調節にかかわる臓器はどれか。1つ選べ。
  1．小　脳
  2．脾　臓
  3．胆　囊
  4．膵　臓
  5．副　腎

2 大動脈弁の位置はどれか。図（別冊 No.1）から1つ選べ。
  1．A
  2．B
  3．C
  4．D
  5．E

別　冊
No. 1
図

大動脈弁は心臓の左心室から大動脈への流出路にある半月弁である。半月形をした3枚の弁尖から構成されており，それぞれの弁尖は凸の外縁で動脈壁に付着している。心室が収縮した際に開いて血液を大動脈に送り込み，心室が弛緩した際に閉じて血液が大動脈から心室へ逆流するのを防いでいる。〔テキスト第10版 p.110-115〕
　　　　　　　　　　　4

3 上気道を構成するのはどれか。1つ選べ。
  1．気　管
  2．喉　頭
  3．肺　胞
  4．気管支
  5．細気管支

　気道とは口腔，鼻腔にはじまり，咽頭，喉頭，気管，気管支，細気管支，終末細気管支までの導管部をいう。その末梢に呼吸細気管支，肺胞洞および肺胞嚢が連結している。
　気道は鼻腔から喉頭までの上気道と，気管より末梢の下気道に区分される。気管分岐部より上の完全閉塞は窒息であり，換気が不可能となるので迅速に解除しないと生命の危機に直結する。〔テキスト第10版 p.98-101〕
　　　　　　　　　　　2

4 核を有さない血球はどれか。**2つ選べ。**

　　1．単　球

　　2．赤血球

　　3．好中球

　　4．血小板

　　5．リンパ球

5 「嚥下の際は喉頭が持ち上がり（　）に気管の入り口が密着し気管に食物が入らなくなる。」（　）内に入るのはどれか。1つ選べ。

　　1．舌

　　2．咽　頭

　　3．軟口蓋

　　4．口蓋垂

　　5．喉頭蓋

咀嚼された食物を口腔から咽頭，食道を経て胃に送り込む運動を嚥下という。嚥下の際は，喉頭が持ち上がり喉頭蓋に気管の入口が密着するため，気管に食物が入らなくなる。同時に，口蓋垂が持ち上がり鼻腔と隔離されるため，食物は食道に入る。〔テキスト第10版 p.119-122〕　　**5**

6 外転神経が障害されたときに機能しなくなる外眼筋はどれか。1つ選べ。

　　1．上斜筋

　　2．下斜筋

　　3．上直筋

　　4．下直筋

　　5．外直筋

第Ⅲ脳神経（動眼神経），第Ⅳ脳神経（滑車神経），第Ⅵ脳神経（外転神経）は眼球運動を行う外眼筋を支配する。滑車神経と外転神経は純粋な運動神経であり，滑車神経は上斜筋を支配し，眼球の内下方の運動をつかさどっている。外転神経は外直筋を支配している。動眼神経は，上直筋，下直筋，内直筋，下斜筋を支配している。

したがって，外転神経が障害されたときに機能しなくなる外眼筋は外直筋である。〔テキスト第10版 p.84-86〕　　**5**

7　大脳の構造のうち白質はどれか。1つ選べ。

　　1．視　床
　　2．内　包
　　3．被　殻
　　4．尾状核
　　5．淡蒼球

　大脳は，大脳半球の外側にある大脳皮質という神経細胞の密集した厚さ1.5〜4 mm の灰白質と，大脳半球の内側にあり神経線維（軸索）の集まりである白質と，大脳の深部に位置する灰白質である基底核からなる。

　尾状核と被殻を合わせて線条体，被殻と淡蒼球を合わせてレンズ核といい，視床を除くほかの灰白質（尾状核，被殻，淡蒼球）を大脳基底核と総称する。

　したがって，大脳基底核（尾状核，被殻，淡蒼球）と視床は灰白質であるため，選択肢のなかで白質は内包である。〔テキスト第10版 p.80-82〕　　**2**

8　体外に存在するものを摂取し、エネルギーを使って身体の構成成分とすることを何というか。1つ選べ。

　　1．栄　養
　　2．代　謝
　　3．同　化
　　4．異　化
　　5．ホメオスターシス

　外界から栄養物質を取り込むことにより，生体機能を維持したり高めたりすることを「栄養」という。栄養を介して身体を構成する成分をつくり，活動の栄養エネルギーを生み出すことになる。物質が体内で合成されたり分解されたりする過程を「代謝」という。体外に存在するものを摂取し，エネルギーを使って身体の構成成分とすることを「同化」と呼び，身体の構成成分が分解されることを「異化」という。異化に伴ってエネルギーが放出される。

　体内で細胞を取り巻く内部環境は一定に保たれる機構が備わっており，外部環境の変化から細胞機能を守っている。これをホメオスターシス（恒常性維持）という。〔テキスト第10版 p.159-162〕　　**3**

9 肩関節の外転運動はどれか。図（別冊 No. 2）から 1 つ選べ。

1. A
2. B
3. C
4. D
5. E

```
別  冊
No. 2
図
```

[解答・解説]

　関節運動の方向を示す表現には，屈曲・伸展，外転・内転，外旋・内旋の 6 種類がある。手や足では回内・回外（内がえし・外がえし）といわれる特別な運動の表現がある。いずれも解剖学的基本体位を基準とした関節運動である。屈曲・伸展：矢状面上で行われる動きで，曲げ伸ばしをいう。外転・内転：前頭面上を正中矢状面から遠ざける運動を外転，近づける運動（上肢または下肢が身体の正中線方向に戻ってくること）を内転という。外旋・内旋：前を向いていた面が外側を向く動きを外旋，内側を向く動きが内旋である。解剖学的基本体位では下肢の爪先は前を向いている。この爪先が外側を向くのが外旋であり，内側を向くのが内旋である〔テキスト第 10 版 p. 63-65〕。関節運動の方向を示す表現は，図を用いて問われることが時々あるので，きちんと理解しておく必要がある。現場活動においてもその理解は重要である。　　　　　　　　1

10　男性で思春期の分泌増加が特徴的なホルモンはどれか。1つ選べ。

  1．グルカゴン
  2．オキシトシン
  3．カルシトニン
  4．バソプレシン
  5．テストステロン

[解答・解説]
1．グルカゴンは膵臓の α 細胞から分泌される。肝臓のグリコーゲンを分解させ血糖値を上昇させる。
2．オキシトシンは視床下部の神経核でつくられ必要に応じて分泌される下垂体後葉ホルモンで，周期的な子宮筋の収縮を起こし分娩に関与するホルモンである。授乳期の乳汁の射出を促進する作用もある。
3．カルシトニンは副甲状腺ホルモンの1つで，血中カルシウム濃度を維持させる作用がある。カルシトニンはテキスト第10版には記載はないが，正答できる問題である。
4．バソプレシンは下垂体後葉ホルモンの1つで，抗利尿ホルモン（ADH）とも呼ばれる。体内の水分保持に強い作用を有し，腎尿細管での水の再吸収を促進する。
5．脳下垂体から分泌される黄体化ホルモンが精巣に作用して，アンドロゲン（男性ホルモン）の一種であるテストステロンの分泌を促す。テストステロンは男性の二次性徴の発現や精子形成に関与している。
〔テキスト第10版 p. 139-142〕**5**

11　ダウン症の身体的特徴はどれか。1つ選べ。
  1．薄い口唇
  2．小さい舌
  3．上向きの口角
  4．角ばった顔面
  5．つりあがった眼瞼

　ダウン症候群は染色体異常の1つで，21番目の染色体が3本ある（21トリソミー）遺伝性疾患である。頭の形の異常，つりあがった眼，小さい耳，首が短いなどの特徴的な顔貌，身体的発達の遅延，軽度の知的障害などがみられる。〔テキスト第10版 p. 164-168〕
5

12　単一遺伝子疾患はどれか。1つ選べ。

　　1．血友病
　　2．高血圧
　　3．糖尿病
　　4．先天性風疹症候群
　　5．アルツハイマー型認知症

　ある1つの遺伝子の異常（遺伝子の欠失，置換，挿入など）により発症する疾患を単一遺伝子疾患という。単一遺伝子疾患はその遺伝様式により，常染色体優性遺伝病，常染色体劣性遺伝病，X連鎖劣性遺伝病に分けられる。

　血友病は性染色体であるX染色体上の異常によって発症するX連鎖劣性遺伝病である。高血圧や糖尿病，アルツハイマー型認知症，発症に多くの遺伝子が関係する多因子遺伝疾患である先天性風疹症候群は，環境要因によって生じる先天性の異常である。〔テキスト第10版 p.165-166〕　　**1**

13　炎症の原因で内因性なのはどれか。1つ選べ。

　　1．薬　剤
　　2．紫外線
　　3．尿酸結晶
　　4．リケッチア
　　5．腐食性物質

　炎症を引き起こす原因は，①生物学的因子，②物理的因子，③化学的因子に大別される。生物学的因子は，ウイルス，リケッチア，細菌，真菌，寄生虫などによる感染が該当する。物理的因子とは，外傷，高熱，低温，放射線，紫外線，電気刺激などである。化学的因子には，酸，アルカリ，貴金属，腐食性物質，薬剤などがある。

　炎症の多くは外因性のものであるが，内因によっても生じる。自己免疫疾患や痛風の際の尿酸結晶などがあげられる。〔テキスト第10版 p.174-176〕　　**3**

14　異状死体の扱いについて正しいのはどれか。1つ選べ。

　　1．検視は警察官が行う。

　　2．検視は家族が拒否できる。

　　3．司法解剖は検視全例で行われる。

　　4．監察医制度は全ての都道府県にある。

　　5．検視は医療法により規定されている。

　医師法第21条に「医師は，死体又は妊娠四月以上の死産児を検案して異状があると認めたときは，二十四時間以内に所轄警察署に届け出なければならない」と規定されている。

　異状死体の届け出を受けた警察署は，警察官を現場に派遣し検視を行う。その際，警察医などの医師が検案（検屍）を行い，犯罪の関与が疑われる場合には司法解剖が行われる。東京，大阪など一部地域では監察医制度があり，犯罪の関与はないが死因が不明であって，公衆衛生上死因の究明が必要と判断されれば，行政解剖が行われる。検視は，刑事訴訟法第229条に「検察官（または検察事務官・司法警察員）は，変死者あるいは変死の疑いのある死体があるときは，検視をしなければならない」と規定されており，家族は検視を拒否できない。〔テキスト第10版 p.194-197〕　　　**1**

15　内毒素が病原性に関わる細菌はどれか。1つ選べ。

　　1．緑膿菌

　　2．破傷風菌

　　3．ジフテリア菌

　　4．ボツリヌス菌

　　5．黄色ブドウ球菌

　細菌の病原性には，毒素の産生が深くかかわっている。細菌の毒素は，外毒素と内毒素の2つに分類される。外毒素は，細菌によってつくられ菌体外に分泌される。ジフテリア菌，破傷風菌，コレラ菌，ボツリヌス菌などの感染症における主な傷害作用は外毒素によって生じる。病原性大腸菌（O157）が産生するベロ毒素もその1つである。内毒素（エンドトキシン）は，グラム陰性菌の細胞壁を構成する成分（リボ多糖類）であり，細菌の死滅や破壊に伴い放出されると毒として作用する。〔テキスト第10版 p.177-179〕　　　**1**

16　国の機関が行うのはどれか。1つ選べ。

1．住民健診
2．空港検疫
3．乳幼児健診
4．母子健康手帳の交付
5．精神保健福祉センターの運営

　厚生労働省は公衆衛生行政を直接担当する省庁である。その役割は，国レベルにおける医療供給体制の整備などの医療行政，感染症や生活習慣病の疾病予防対策などの保健行政，医薬品や医療機器の安全性や承認許可，食品の安全性や水道整備などの生活環境行政，医療保険・介護保険・年金制度などの社会保障行政，労働者の健康保持・増進や適切な職場環境の整備などの労働衛生行政等である。

　都道府県の関係機関として，衛生行政の拠点である保健所，試験研究機関かつ感染症対策の拠点である衛生研究所，精神保健福祉対策の拠点である精神保健福祉センターなどが設置されている。市町村は「地域保健法」に基づいて活動拠点としての市町村保健センターを設置することができ，住民に対して健康相談，保健指導，健康診査などを実施するほか，社会福祉施設との連携や協力体制に基づいた保健福祉事業を実施する。

1．住民健診は市町村が行う。
2．空港検疫は厚生労働省空港検疫所が行う。
3．市町村には，1歳6カ月健診，3歳児健診を行う義務がある。
4．母子健康手帳の交付は，市町村が，妊娠の届け出をした者に対して交付する。
5．精神保健福祉センターの運営は，都道府県や政令指定都市が設置する施設である。

〔テキスト第10版 p.20-23，36-39〕　　　　**2**

17 国民健康保険の被保険者として適切なのはどれか。1つ選べ。

1. 自営業者
2. 市町村の職員
3. 私立学校の教職員
4. 75歳以上の高齢者
5. 中規模事業所の従業員

18 社会保障の給付額が最も多いのはどれか。1つ選べ。

1. 医療
2. 介護
3. 年金
4. 生活保護
5. 公衆衛生

19 医療計画について正しいのはどれか。1つ選べ。

1. 市町村が策定する。
2. 一次医療圏を規定する。
3. 二次医療圏は都道府県単位である。
4. 無医地区は市町村単位で規定する。
5. 医療従事者の確保について対応する。

20 アドバンス・ケア・プランニング（ACP）について適切なのはどれか。1つ選べ。

1. 安楽死を選択できる。
2. DNARのことである。
3. 本人と弁護士で作成する。
4. 本人の人生観を尊重する。
5. 本人抜きで作成してもよい。

21 「消防力の整備指針」において人口15万人のA市を管轄人口とするA消防本部に配置する救急自動車数として適正とされるのはどれか。1つ選べ。

1. 2台
2. 3台
3. 4台
4. 5台
5. 6台

22 救急自動車の現場到着所要時間（入電から現場に到着するまでに要した時間）の令和4年全国平均に最も近いのはどれか。1つ選べ。

1．5分
2．7分
3．9分
4．11分
5．13分

[解答・解説]
　総務省消防庁が取りまとめている「令和5年版　救急・救助の現況」によると，2022年中の救急出動件数（消防防災ヘリコプターを含む。）は，723万2,118件（対前年比103万6,049件増，16.7%増），搬送人員は621万9,299人（対前年比72万5,641人増，13.2%増）であった。そのうち，救急自動車による救急出動件数は722万9,572件（対前年比103万5,991件増，16.7%増），搬送人員は621万7,283人（対前年比72万5,539人増，13.2%増）で救急出動件数，搬送人員ともに対前年比で増加した。

　現場到着所要時間は全国平均で約10.3分（前年約9.4分），病院収容所要時間は全国平均約47.2分（前年約42.8分）であった。総務省消防庁や厚生労働省から公表されている統計情報などについては，最新の情報を確認しておいたほうがよい。〔テキスト第10版 p.222-224〕（総務省消防庁：令和5年版　救急・救助の現況. https://www.fdma.go.jp/publication/rescue/post-5.html）

　　　3，または4，解答不能

23　大規模災害医療体制について正しいのはどれか。1つ選べ。
　1．武力攻撃災害には災害対策基本法で対応する。
　2．SCUとは広域搬送拠点臨時医療施設のことである。
　3．基幹災害拠点病院は各二次医療圏に1か所指定されている。
　4．EMIS〈広域災害救急医療情報システム〉はDMATのみが使用できる。
　5．DMATとは医師会によって組織されている災害医療支援チームである。

[解答・解説]

1．「武力攻撃事態等における国民の保護のための措置に関する法律」(国民保護法)は有事法制立法の一環として2004年に制定された。この法律は，わが国が武力攻撃を受けた場合（武力攻撃事態）や大規模テロなど恣意的かつ悪意による災害に見舞われた場合（緊急対処事態）に，国民の生命・財産を守るため，国と地方公共団体の役割，指定公共機関の役割，国民の保護のための措置の実施体制などを定めている。

2．大規模災害時に国が飛行計画を策定し，自衛隊の大型航空機を用いて傷病者の遠距離搬送を行うことを「広域医療搬送」という。SCU(staging care unit)とは，広域医療搬送のために地域防災計画などに都道府県が策定している航空搬送拠点臨時医療施設のことである。

3．災害拠点病院は，災害時に救命医療を行うための高度な診療機能，被災地からの重症傷病者の受け入れ，被災地外の拠点病院への広域搬送，自己完結型の医療救護チームの派遣，地域の医療機関への応急用資器材の貸し出しと支援などを行うために，1996年よりその整備が開始された。災害拠点病院は，原則として二次医療圏に1カ所指定されている「地域災害拠点病院」と，各都道府県に1カ所指定されている「基幹災害拠点病院」がある。

4．EMISは，平時には通常の救急医療情報システムとして運用されているが，災害発生時には災害運用に切り替えられる。

5．医師会によって組織されている災害医療支援チームは「JMAT」である。

〔テキスト第10版 p.232-244〕**2**

24 救急活動における事故の報告と対応とについて適切なのはどれか。1つ選べ。

1. 関係者を懲罰の対象とする。
2. 報告システムは司法と連携する。
3. 上司への報告は当事者の判断で行う。
4. 再発防止策はシステムに焦点を当てる。
5. 事故の発生状況を調査してから報告する。

[解答・解説]

　救急活動中に起こった事故は、軽微なものでも上司（救急隊長や当直司令など）に速やかに報告する。報告を受けた上司はさらに所属の責任者（担当課長や署長など）に報告する。報告を受けた所属の責任者は、その事故に対して所属やメディカルコントロール協議会に報告して必要な対応をとる。消防組織やメディカルコントロール協議会は、事前に事故対応についてマニュアル化するなど迅速に対応できる体制を構築しておく必要がある。事故への対応は遅れるほど問題が大きくなることがある。事故報告は速やかに行い、事故を起こした救急隊員自身や救急隊の自己判断で報告を怠ることがあってはならない。

　事故が発生した場合には、事故発生状況やその防止策について検証を行う。同様の事故再発を防止するために、事故内容は組織や地域メディカルコントロール協議会など全体で共有する。WHO（世界保健機関）は「良好な報告システム」として、①報告を罰則の対象としないこと、②そのためには可能であれば第三者に対する匿名化が望ましいこと、③原因究明、再発防止を目的とした報告システムは司法から分離すること、④報告は専門家によって遅滞なく分析・査定されること、⑤再発防止策は遅滞なく出され、⑥それを必要としている部署に通達（フィードバック）されること、⑦原因究明・再発防止策は個人の行為よりも医療機関・組織全体のシステムの問題に焦点を当てることをあげている。〔テキスト第10版 p.276-281〕　　**4**

25　救急救命士が行うインフォームドコンセントについて**適切でないのはどれか。** 1つ選べ。

1．医療機関選定にも適応される。

2．傷病者が自らの意思に基づいて決定する。

3．パターナリズムの考え方に基づいて決定する。

4．時間的に余裕がない場合は事後に説明を行う。

5．傷病者と家族とが正確に内容を理解できるように説明する。

26　メディカルコントロールにおけるPDCAサイクルのうち、C（Check）にあたるのはどれか。 1つ選べ。

1．特定行為の指示

2．搬送手段の選択

3．事後検証の実施

4．プロトコールの改定

5．医療機関選定基準の策定

27　胸部の打診で濁音を認めるのはどれか。 1つ選べ。

1．気　胸

2．血　胸

3．肺気腫

4．気管支喘息

5．肺血栓塞栓症

[解答・解説]

　救急救命士にとってインフォームドコンセントが成立するためには，①医学的に正しいことを説明している，②傷病者やその家族らが説明の内容を正確に理解している，③傷病者の意思に基づいて自ら決定している，という3つの要素が満たされていなくてはならない。緊急時においては，傷病者ないしは家族に説明する時間的余裕のないまま特定行為などの侵襲性の高い医行為が行われる場合がある。しかし，その後に余裕が得られれば，処置内容や急いだ理由などについて説明する。説明できなくても遅滞なく記録に記載することは重要である。〔テキスト第10版 p.14-15, 254-257〕

3

　メディカルコントロールのコア業務にはPDCAサイクルを当てはめることができる。つまり，活動基準となるプロトコールの作成や教育（Plan），実際の現場活動や医師の指示，指導・助言（Do），事後検証（Check），フィードバックと再教育（Act）という一連のサイクルを通じて，救急活動の継続的な品質管理と品質改善が行われている。〔テキスト第10版 p.228-231〕

3

　打診は，片方の手掌を傷病者の患部に当て，中指の近位指関節をもう一方の手の示指と中指の先端で数回軽く叩いたときに発生する音の性質から生体内の異常を判断する方法である。胸部打診において，気胸では鼓音が，血胸または胸水貯留では濁音が認められる。腹部打診において，イレウスでは鼓音が，腹腔内出血または腹水では濁音が認められる。〔テキスト第10版 p.303〕

2

28 一過性の意識消失があったことを疑う外見の所見はどれか。
1つ選べ。
　　1．発　疹
　　2．黄　疸
　　3．尿失禁
　　4．顔面紅潮
　　5．苦悶様顔貌

[解答・解説]
　一過性の意識消失の原因は，起立性低血圧，神経調節性失神（反射性失神），心血管性失神，てんかん発作，くも膜下出血，椎骨脳底動脈循環不全，代謝性疾患，過換気症候群，解離性昏迷などがあげられる。神経調節性失神（反射性失神）は失神の原因としては最多であり，血管迷走神経性失神，頸動脈洞症候群，状況失神(状況誘発性失神)がある。状況失神は特定の状況または動作で誘発される失神で，排尿，排便，咳嗽，嘔吐，嚥下などが誘因となる。排便，排尿ではいきみで胸腔内圧が上昇して静脈還流量が減少することや，副交感神経系が緊張することが関与し，排泄中または排泄直後に失神する。〔テキスト第10版 p. 519-521〕　　**3**

29 頸静脈が最も拡張する体位と呼吸のタイミングはどれか。1つ選べ。
　　1．仰臥位吸気時
　　2．仰臥位呼気時
　　3．起坐位吸気時
　　4．起坐位呼気時
　　5．ファウラー位呼気時

　頸静脈の拡張は，右心不全や慢性閉塞性肺疾患，緊張性気胸，肺血栓塞栓症，心タンポナーデ，開放性気胸などの胸腔内圧の上昇をきたす疾患でみられる。
　胸腔内圧は，吸気時は－4～－8 cmH_2O，呼気時には－2～－4 cmH_2O である。呼気時は吸気時に比べ胸腔内圧は上昇する。胸腔内圧が上昇すると右心房圧の上昇をきたし，右心房に連続している上大静脈圧，頸静脈圧の上昇を認める。
　起坐位やファウラー位（半坐位）などにおいて，相対的に胸部を高くすることは心臓の前負荷を減少させ，頸静脈圧は減少する。
　呼吸様式や呼吸の性状，搬送する体位の特徴などに関する問題は時々出題される。現場活動でも呼吸状態の確認や搬送する体位などは重要であるので，きちんと理解しておく必要がある。〔テキスト第10版 p. 97-107，458-462〕　　**2**

30　吸気時に喘鳴が聴取される異常呼吸はどれか。 1つ選べ。

　　1．奇異呼吸

　　2．陥没呼吸

　　3．口すぼめ呼吸

　　4．クスマウル呼吸

　　5．チェーン・ストークス呼吸

［解答・解説］

　聴診器を使用しなくても呼吸に伴ってヒーヒー，ゼーゼーと聞こえる音は喘鳴と呼ばれる。喉頭など上気道の狭窄では吸気時の喘鳴を伴った吸気性呼吸困難を呈し，気管支喘息など下気道の狭窄では呼気時の喘鳴を伴った呼気性呼吸困難を呈する。上気道の狭窄では努力呼吸，シーソー呼吸，陥没呼吸などの胸郭運動異常を認める。〔テキスト第10版 p. 316-317，808-810〕　　　　**2**

31 四肢からの大量出血に対する救急用ターニケット（別冊 No. 3）の使用について正しいのはどれか。1つ選べ。

1．30分毎に緩める。
2．長時間搬送の場合には使用しない。
3．出血部の5〜8cm中枢側に装着する。
4．巻き上げロッドは出血が止まってからさらに半周回した位置で固定する。
5．装着後も出血が持続する場合、2本目を1本目のすぐ末梢側に装着する。

```
別  冊
No. 3
救急用ターニケット
```

[解答・解説]
1．ターニケットの装着は，危機が切迫している出血に対して装着した際は，2時間までは許容されているので途中で緩めない。
2．長時間搬送にも使用する。
3．出血部の5〜8cm中枢側に装着する。
4．止血するまでロッドを回して固定する。
5．2本目は1本目よりさらに中枢側に装着する。
〔テキスト第10版 p. 400-402〕**3**

32 救急救命士が行う乳児への一次救命処置で成人と同じなのはどれか。1つ選べ。

1．気道異物除去法
2．胸骨圧迫開始基準
3．心電図解析の間隔
4．除細動パッド・モード
5．電気ショックの通電エネルギー

1．乳児の気道異物に対しては背部叩打法のみ行い，成人に行う胸部突き上げ法，腹部突き上げ法は行わない。
2．脈拍数60/分未満は心停止が切迫した状態と考え，気道確保と人工呼吸を行っても脈拍数60/分未満で循環が悪い（皮膚の蒼白，チアノーゼなど）場合には胸骨圧迫を開始する。
3．心電図の解析間隔（リズムチェック）は基本的に成人と同じく2分ごとに行う。
4．除細動パッドは小児用パッドを使用するが，モードは成人と同じである。
5．電気ショックは小児用パッドを用いるが，放電されるエネルギー量が1/3〜1/4程度に減衰される仕組みになっている。
〔テキスト第10版 p. 348-350, 425-426〕**3**

33 外傷傷病者へのバックボードによる全身固定の運用について**誤っている**のはどれか。1つ選べ。

1．両側大腿骨骨折を疑うので装着する。
2．ヘッドイモビライザーから装着する。
3．両上肢のしびれを訴えるので装着する。
4．嘔吐の際はバックボードごと横にする。
5．意識レベルがJCS100なので装着する。

[解答・解説]
　脊椎運動制限（SMR）は明らかな鈍的外傷や意識障害で所見が不明の場合，脊椎や脊髄の損傷を疑わせる所見のいずれかを認める場合に行う。
1．両側大腿骨骨折は高エネルギー外傷であり，全身固定を行う。〔テキスト第10版 p.408〕
2．ヘッドイモビライザーは，傷病者をバッグボードにベルトで固定した後に装着する。〔同 p.410-411〕
3．頸髄損傷を疑うため固定する。〔同 p.732〕
4．嘔吐の際はバックボードごと横にする。〔同 p.721〕
5．意識障害で正確な評価ができず，重症外傷のため全身固定を行う。〔同 p.713〕 **2**

34 急性冠症候群が疑われる傷病者で12誘導心電図の伝送により開始時間を早める意義が高いのはどれか。1つ選べ。

1．手　術
2．CT検査
3．外来診療
4．MRI検査
5．カテーテル検査

　急性心筋梗塞などの急性冠症候群は，発症からカテーテル治療による冠動脈再灌流までの時間が予後に大きく影響するといわれている。〔テキスト第10版 p.525〕 **5**

35 心電図モニターに用いられる近似肢誘導のうち、最も不整脈をみつけやすいのはどれか。1つ選べ。

1．Ⅰ
2．Ⅱ
3．Ⅲ
4．aV$_L$
5．aV$_R$

　Ⅱ誘導は刺激伝導系の方向とほぼ平行するため，P波やR波が大きく現れ，P波の有無やR-R間隔の不整など，不整脈をみつけやすくなる。〔テキスト第10版 p.338〕 **2**

36 ダブルヘッド型の聴診器のダイヤフラム面について正しいのはどれか。1つ選べ。

1．小さな面である。
2．心音聴取に適している。
3．高調音聴取に適している。
4．軽く接触させて使用する。
5．周囲は厚いゴムで覆われている。

37 傷病者の心電図モニター波形（別冊 No. 4）で緊急度が最も高いのはどれか。1つ選べ。

1．A
2．B
3．C
4．D
5．E

```
別　冊
No. 4
心電図モニター波形
```

38 救急隊員が行う乳児への心肺蘇生法について正しいのはどれか。1つ選べ。

1．脈拍の確認は頸動脈で行う。
2．圧迫の位置は胸骨の上半分である。
3．胸骨圧迫は胸郭の1/2が沈む程度とする。
4．救助者が2人の場合、胸郭包み込み両母指圧迫法で行う。
5．救助者が2人の場合、胸骨圧迫と人工呼吸の割合は30対2とする。

[解答・解説]

1．ダイヤフラム面は大きな膜型面である。
2．心音は低調音なので，ベル面が適している。
3．高調音はダイヤフラム面が適している。
4．ダイヤフラム面はしっかりと密着して使用する。
5．ダイヤフラム面は膜が貼ってあり，ベル面は周囲が厚いゴムで覆われている。
〔テキスト第10版 p. 335〕　**3**

1．P 波の消失，心房細動波（f波）があり，QRS 間隔がまったく不規則なため心房細動である。
2．波形の前半は洞調律であるが，後半は PAT（発作性心房頻拍）である。
3．T 波の QRS 波形が乗っており，R on T 型心室不整脈で，心室細動（VF）に移行しやすくもっとも緊急度が高い。
4．上室期外収縮。
5．心室期外収縮。
〔テキスト第10版 p. 576-579〕**3**

1．脈拍の確認は上腕動脈で行う。
2．圧迫の位置は胸骨の下半分である。
3．胸骨圧迫は胸郭の1/3が沈む程度とする。
4．救助者が1人の場合は2本指圧迫法，2人の場合は胸郭包み込み両母指圧迫法を行う。
5．救助者が2人の場合，胸骨圧迫と人工呼吸の割合は15：2とする。
〔テキスト第10版 p. 425-426〕**4**

39　図（別冊 No. 5）は傷病者を組手搬送する救急隊員を示したものである。救急隊員の手の組み方として正しいのはどれか。1つ選べ。
1．A
2．B
3．C
4．D
5．E

別　冊
No. 5
図

［解答・解説］
4．組手搬送の手の組み方である。傷病者の大腿部を救急隊員の組手に乗せ，傷病者の両上肢を両側の救急隊員の肩に回して搬送する。
〔テキスト第10版 p.439-440〕**4**

40　気管支喘息でみられる症候はどれか。1つ選べ。
1．嗄　声
2．呼気延長
3．気管牽引
4．陥没呼吸
5．シーソー呼吸

1．急性喉頭蓋炎やアナフィラキシーによる上気道狭窄が起こると嗄声になることがある。
2．気管支喘息では呼気が延長する。
3．上気道の狭窄や閉塞が起こると，吸気時に甲状軟骨が下方に動く気管牽引が起こることがある。
4．上気道狭窄や閉塞が起こると陥没呼吸が起こることがある。中等症以上の気管支喘息発作でも起こることがある。
5．気道異物により気道が狭窄や閉塞するとシーソー呼吸になることがある。
〔テキスト第10版 p.305，512-513，808〕**2**

41 体位管理の目的**でない**のはどれか。1つ選べ。

1．気道の確保
2．呼吸の改善
3．循環の改善
4．体温の調節
5．疼痛の軽減

42 現場トリアージシステムの構築において**適切でない**のはどれか。1つ選べ。

1．事後検証体制の強化
2．緊急度の定義の明確化
3．トリアージ評価基準の作成
4．アンダートリアージの容認
5．医療機関受け入れ態勢の整備

43 半自動式除細動器に備わった機能のうち、救急救命士として成人に対して用いることができるのはどれか。1つ選べ。

1．同期式除細動
2．波形の自動解析
3．体表ペーシング
4．ショックエネルギー量の選択
5．マニュアルモードの電気ショック

44　12誘導心電図（別冊 No. **6**）を示す。ST 上昇を認める誘導はどれか。1 つ選べ。

1．aV$_L$
2．aV$_F$
3．V$_2$
4．V$_4$
5．V$_6$

```
┌─────────────────┐
│    別　冊        │
│    No. 6         │
│  12誘導心電図    │
└─────────────────┘
```

［解答・解説］
　Ⅱ，Ⅲ，aV$_F$ 誘導で ST 上昇を認め，V$_2$-V$_5$ 誘導で ST 低下を認める。〔テキスト第 10 版 p. 575，579-580〕　　　**2**

45　放射線の吸収線量に応じた発生確率で示される影響はどれか。1 つ選べ。

1．不　妊
2．白血病
3．脱毛症
4．白内障
5．皮膚障害

　放射線の吸収線量がある一定量（閾値）を超えた場合にのみ発生する確定的影響には白内障，皮膚障害，胎児への影響，不妊，急性放射線症候群などがある。一方，吸収線量に応じた発生確率でしか表現できない確率的影響には発癌，遺伝的影響がある。〔テキスト第10版 p. 827〕　　　**2**

46　心タンポナーデについて**誤っている**のはどれか。1 つ選べ。

1．心拍出量が低下している。
2．静脈還流量が低下している。
3．心臓の収縮が制限されている。
4．急性心筋梗塞の合併症の一つである。
5．急性大動脈解離の合併症の一つである。

　心タンポナーデは拡張が制限される拡張障害を起こし，静脈還流量が低下し心拍出量が低下して循環不全になる。急性心筋梗塞，急性大動脈解離の主な合併症の1つである。〔テキスト第10版 p. 111，468〕　　　**3**

47 慢性心不全の増悪の誘因となるのはどれか。1つ選べ。

1．臥　床
2．低血糖
3．飲水制限
4．塩分不足
5．服薬の中断

48 循環血液量減少性ショックで増加するのはどれか。1つ選べ。

1．熱産生
2．尿産生
3．乳酸産生
4．酸素消費
5．二酸化炭素産生

49 成人で心肺停止と判断する呼吸様式はどれか。**2つ選べ。**

1．徐呼吸
2．下顎呼吸
3．鼻翼呼吸
4．死戦期呼吸
5．失調性呼吸

50 図 (別冊 No. 7) に示す脳ヘルニアにより最初に圧迫される脳神経はどれか。 1 つ選べ。

    1. 視神経

    2. 動眼神経

    3. 三叉神経

    4. 顔面神経

    5. 迷走神経

```
┌─────────────┐
│   別  冊    │
│   No. 7    │
│     図      │
└─────────────┘
```

51 心肺蘇生中の胸骨圧迫を解除している間に血流が最も増加するのはどれか。 1 つ選べ。

    1. 脳

    2. 腎臓

    3. 肝臓

    4. 四肢

    5. 心筋

52 末梢性チアノーゼを呈するのはどれか。 1 つ選べ。

    1. 貧血

    2. 過換気症候群

    3. 一酸化炭素中毒

    4. アナフィラキシーショック

    5. 循環血液量減少性ショック

[解答・解説]

脳ヘルニアにより最初に圧迫される脳神経は動眼神経のため, まず対光反射の異常が生じる。〔テキスト第10版 p.473〕**2**

胸骨圧迫を解除している際に冠動脈の血流が発生する。〔テキスト第10版 p.483〕**5**

末梢性チアノーゼは末梢循環障害のときにみられる。
1. 貧血ではチアノーゼは呈さない。
2. 3. 過換気症候群はチアノーゼにならない。
4. アナフィラキシーショックは末梢血管が拡張する。
〔テキスト第10版 p.454-455, 464-467, 469〕**5**

53 頸髄損傷が疑われる呼吸様式はどれか。1つ選べ。

1．努力呼吸
2．腹式呼吸
3．口すぼめ呼吸
4．クスマウル呼吸
5．チェーン・ストークス呼吸

[解答・解説]
1．努力呼吸は一般に呼吸不全の際に起こす呼吸様式である。
2．頸髄損傷では呼吸筋が麻痺するため腹式呼吸になる。
3．口すぼめ呼吸は慢性閉塞性肺疾患（COPD）や気管支喘息の際に起こる。
4．クスマウル呼吸は代謝性アシドーシスの際にみられる。
5．チェーン・ストークス呼吸は呼吸中枢が障害された際にみられる。
〔テキスト第10版 p.306-307〕**2**

54 院外心肺停止傷病者のウツタイン様式に基づく記録について正しいのはどれか。1つ選べ。

1．心原性心停止のみを記録対象とする。
2．院外心肺停止の予防活動の質評価に用いる。
3．「目撃のある心停止」の定義は地域により異なる。
4．心肺蘇生成功例の1か月後の生活の質を評価する。
5．「心原性」とは、心停止の原因として心疾患が確定診断されたものをいう。

1．すべての院外心肺停止傷病者を対象にする。
2．疫学や救急医療システムを評価するために行う。
3．世界で統一された定義がある。
4．正解。
5．心疾患が推定されるものも含む。
〔テキスト第10版 p.478-480〕**4**

55 体温調節を司っている部位はどれか。1つ選べ。

1．視　床
2．小　脳
3．脳　梁
4．視床下部
5．脳下垂体

体温中枢は視床下部にある。
〔テキスト第10版 p.540〕　**4**

56 呼吸困難に対し補助換気が有効なのはどれか。1つ選べ。

1．気　胸
2．頸髄損傷
3．上気道閉塞
4．過換気症候群
5．肺血栓塞栓症

57 一過性の意識障害で失神が疑われる随伴症候はどれか。1つ選べ。

1．眼　振
2．頭　痛
3．運動失調
4．構音障害
5．眼瞼結膜蒼白

58 腹痛を来す疾患で黄疸を伴うのはどれか。1つ選べ。

1．急性虫垂炎
2．急性胆管炎
3．大腸憩室炎
4．卵巣嚢腫茎捻転
5．上腸間膜動脈閉塞症

59 胸痛を訴える傷病者の症候と原因の組合せで正しいのはどれ
か。1つ選べ。

　　　1．呼吸音の減弱————肋間神経痛
　　　2．片側下肢の腫脹———特発性食道破裂
　　　3．移動性の激烈な痛み—急性心膜炎
　　　4．下顎に放散する痛み—急性冠症候群
　　　5．両上肢血圧の左右差—肺血栓塞栓症

60　左房への血液還流低下が失神の原因と考えられるのはどれ
か。1つ選べ。

　　　1．急性心筋梗塞
　　　2．僧帽弁狭窄症
　　　3．房室ブロック
　　　4．肺血栓塞栓症
　　　5．大動脈弁狭窄症

[解答・解説]
1．呼吸音が減弱するのは，気
　胸，または肺炎である。
2．片側下肢の腫脹は，深部静
　脈血栓症による肺血栓塞栓
　症である。
3．移動性の激烈な痛みは，急
　性大動脈解離である。
4．下顎や左肩に放散するの
　は，急性冠症候群である。
5．両上肢血圧の左右差は，急
　性動脈解離である。
〔テキスト第10版 p. 522-525〕**4**

1．急性心筋梗塞は左室の収縮
　不全，または不整脈で失神
　する。
2．僧帽弁狭窄症は失神をきた
　しにくい。
3．房室ブロックは，不整脈に
　より心拍出量が減少し失神
　する。
4．肺血栓塞栓症は，肺動脈内
　の血栓により左房への血液
　還流が低下し失神する。
5．大動脈弁狭窄症は心拍出量
　の低下から失神する。
〔テキスト第10版 p. 519-521,
578，584-585〕　　　　**4**

61　「ときどき、胸がドキンとする。」という訴えから考えられる不整脈はどれか。1つ選べ。

　　1．心室頻拍
　　2．心室細動
　　3．洞性徐脈
　　4．洞性頻脈
　　5．房室ブロック

62　頭痛に伴う目の症状と原因疾患の組合せで正しいのはどれか。1つ選べ。

　　1．羞　明―――副鼻腔炎
　　2．複　視―――群発頭痛
　　3．流　涙―――くも膜下出血
　　4．毛様充血――緑内障発作
　　5．一側の散瞳――一酸化炭素中毒

63 意識障害を来す疾患で一次性脳病変によるのはどれか。1つ
　選べ。
1．肝硬変
2．髄膜炎
3．一酸化炭素中毒
4．偶発性低体温症
5．睡眠薬過量内服

[解答・解説]
　「一次性」という言葉は，医学用語としては「疾患が，ほかの病気の結果として引き起こされるのではなく，その臓器自体の病変によって引き起こされる場合」を指すことが多く，「原発性」「本態性」もほぼ同じ意味で使われる。これに対し，ほかの臓器の疾患が原因となって引き起こされる二次的な状態は，「続発性」「二次性」と呼ぶ。ただし，臓器や病態によってこれらの用語は使い分けられており，「一次性脳障害」という用語はあるが，「本態性脳障害」とはいわない。
　選択肢のなかで，中枢神経系に問題があるのは髄膜炎のみである。〔テキスト第10版 p.488：表Ⅲ-4-1〕
　　　　　　　　　　　　　2

64 頭痛の訴えの中で最も緊急度が高いのはどれか。1つ選べ。
1．痛みは強くなったり弱くなったりします。
2．玄関を出るときに突然激痛が起こりました。
3．頭全体がしめつけられるような痛みがあります。
4．たいてい夕方6時頃になると眼の奥が痛くなるのです。
5．首の付け根から側頭部へビーンと響くように痛くなります。

　頭痛の重症度・緊急度については，テキスト第10版 p.496「原因疾患」を参照。
　緊急度・重症度ともに高いもの：脳血管障害（とくにくも膜下出血），中枢神経系の感染症（髄膜炎，脳炎），頭部外傷，低酸素血症，一酸化炭素中毒など
　緊急度が高いもの：急性緑内障発作，低血糖など
　重症度が高いもの：慢性硬膜下血腫，脳腫瘍，脳膿瘍，慢性呼吸不全による高二酸化炭素血症など
　設問のなかでは，2がくも膜下出血を疑わせる症状である。くも膜下出血の特徴的な頭痛については，同 p.551を参照。傷病者が「突然発症した」「今までに経験したことがない」「バットで殴られたような」頭痛を訴える場合は，「必ず」くも膜下出血を疑う。後頸部痛や嘔吐を伴えば，さらにその可能性が高い。
　　　　　　　　　　　　　2

65　交感神経求心路を介して感じる胸痛はどれか。1つ選べ。

　　1．気　胸
　　2．心膜炎
　　3．心筋梗塞
　　4．帯状疱疹
　　5．肋骨骨折

[解答・解説]

　テキスト第10版p.522「発症機序」では，胸痛を「体性痛」「内臓痛」「関連痛」に分けて解説しており，このなかで「関連痛」について，「病巣からの痛みを伝える神経線維が，関連痛を生じる部位からの求心性線維と連絡した結果，後者の部位に痛みを感じる」と記載があり，さらに，「急性心筋梗塞で胸痛よりも放散痛である心窩部痛を感じる」ことがあるという記載がある。一方で，ほかの選択肢にある，気胸，心膜炎，帯状疱疹，肋骨骨折は体性痛に分類されているので，ここでは3が正解であろう。

　しかし，同p.522には狭心症や心筋梗塞でみられる狭心痛は内臓痛であると解説されており，そもそも本設問にある「交感神経求心路」の説明はテキストのどこにも出てきておらず，救急救命士に必要とされる知識なのかは疑問であり，良問とはいえない。

　「体性痛」「内臓痛」「関連痛」の区別は覚えづらい。大まかに説明すると，臓器そのものが損傷を受けて痛むのが「内臓痛」，内臓痛が脳に伝わる経路で，ほかの神経にも刺激が伝わり，傷害を受けた臓器以外の部分に痛みを感じるのが「関連痛」，傷害を受けた臓器ではなく，その周囲の皮膚や膜が痛みを感じるのが「体性痛」となる。　　　3

66 腹部大動脈瘤破裂でみられる特徴的な所見はどれか。1つ選べ。

　　1．血　尿
　　2．発　熱
　　3．強い腰背部痛
　　4．心電図波形変化
　　5．安静時に軽減する痛み

67 片側下肢に突然の痛み、冷感および麻痺を来す疾患にみられる所見はどれか。1つ選べ。

　　1．下腿の発赤
　　2．下肢の発疹
　　3．下肢静脈のうっ滞
　　4．膝蓋腱反射の亢進
　　5．膝窩動脈拍動の触知不良

[解答・解説]
　腰痛・背部痛の性状と原因疾患については、テキスト第10版p.538：表Ⅲ-4-39を参照。大血管の動脈瘤が破裂したときに起こる痛みの特徴は、以下のとおりである。
　腹部大動脈瘤破裂：突然の臍周囲の激痛と強い腰背部痛
　急性大動脈解離（スタンフォードA型）：前胸部から始まった激痛が背部に移動して腰のほうに下降
　急性大動脈解離（スタンフォードB型）：背部痛から始まって下方に移動
〔同 p. 537〕　　　　　　　**3**

　下肢の突然の痛みや冷感といった症状から、急性の動脈閉塞を疑うことは容易であろう。四肢の急性の動脈閉塞については、テキスト第10版p.585を参照。急性四肢動脈閉塞症の代表的な症候は、異常感覚（paresthesia）、疼痛（pain）、麻痺（paralysis）、蒼白（paleness）、脈拍消失（pulselessness）の5Pが有名である。静脈閉塞では、静脈還流が阻害されることによって閉塞部より末梢の浮腫や腫張が起こり得る。　　**5**

68 痙攣重積により生じる状態はどれか。1つ選べ。

   1. 低体温

   2. 低カリウム血症

   3. 高二酸化炭素血症

   4. 呼吸性アルカローシス

   5. 代謝性アルカローシス

[解答・解説]

　痙攣重積状態は，以前は発作が30分間以上続くか，意識が完全に回復しない間欠期を挟んで発作を繰り返す状態が30分間以上続く状態を指していたが，最近では痙攣が5分間を超えて持続するか，2回以上の発作が起こって，その間傷病者の意識が完全に回復しない状態であれば，重積状態とみなすようになった〔テキスト第10版 p.501〕。

　痙攣重積状態では，全身の筋肉が激しく痙攣するため，その結果として体温上昇が起こる。また，筋組織の崩壊により，高カリウム血症が起こり得る。呼吸が抑制されることによって高二酸化炭素血症や，呼吸性アシドーシスが起こる。また，筋肉収縮による相対的な組織の酸素不足と過剰な筋肉活動による乳酸の蓄積によって代謝性アシドーシスが起こる。〔同 p.498〕

3

69 食中毒の原因として、食後最も早期に腹痛が出現するのはどれか。1つ選べ。

   1. ビブリオ

   2. サルモネラ

   3. 病原性大腸菌

   4. 黄色ブドウ球菌

   5. カンピロバクター

　食中毒の病原菌と主な症状，その発現時期に関しては，テキスト第10版 p.639：表Ⅲ-5-33，「その他の主な食中毒」を参照。毒素型は，すでに菌が産生している毒素によって症状が起こるため，起炎菌が体内に入ってから症状発現までの時間が比較的早い。一方で，感染型の場合，起炎菌が腸管内で増殖するための時間が必要なため，毒素型より潜伏期間が長い傾向にある。

4

70 意識障害を来す疾患のうち、特徴的な呼気臭を認めるのはどれか。1つ選べ。

1. 髄膜炎
2. 一酸化炭素中毒
3. 粘液水腫性昏睡
4. CO_2 ナルコーシス
5. 糖尿病性ケトアシドーシス

[解答・解説]
呼気臭については，テキスト第10版 p.315を，糖尿病性ケトアシドーシスについては，同 p.611を参照。糖尿病性ケトアシドーシスでは，インスリンが極度に不足するためブドウ糖をエネルギー源として利用できず，トリグリセリドおよびアミノ酸を代謝してエネルギー源とするため，トリグリセリドの代謝産物からケトン体が産生され，アセトン臭（甘酸っぱいにおい）がする。 **5**

71 痙攣を起こす疾患で脳の虚血が原因となるのはどれか。1つ選べ。

1. 髄膜炎
2. 脳腫瘍
3. 低血糖
4. 尿毒症
5. 完全房室ブロック

1分間に全身に送られる血液量（心拍出量）は，心臓が1回の収縮で送り出す血液量（1回拍出量）×脈拍数で定義される。完全房室ブロックでは極端な徐脈が起こることがあるが，この場合，1回拍出量が変わらなくても，脈拍数が低いことで全身への血流不足が起こり得る。このような，徐脈が原因の意識障害をアダムス・ストークス症候群と呼ぶ。〔テキスト第10版 p.309〕 **5**

72 動悸の随伴症状で緊急度が高いのはどれか。1つ選べ。

1. 悪　寒
2. 興　奮
3. 振　戦
4. 不安感
5. めまい

動悸については，テキスト第10版 p.527を参照。
意識状態やバイタルサインに異常がある場合，とくにショック徴候を認める場合は緊急度が高い。激しい胸痛は虚血性心疾患の可能性があり，失神または失神性めまいは，前問の解説でも述べたアダムス・ストークス症候群の可能性があり，重症と考える。 **5**

73　悪寒、高熱および混濁尿を特徴とする緊急度の高い疾患はどれか。１つ選べ。
　　1．膀胱炎
　　2．腎盂腎炎
　　3．前立腺炎
　　4．尿路の癌
　　5．尿管結石

　急性腎盂腎炎，急性膀胱炎に関しては，テキスト第10版p.602を参照。急性腎盂腎炎，急性膀胱炎はどちらも尿路の感染症であるが，急性膀胱炎が残尿感や頻尿，微熱などの軽微な症状にとどまるのに対し，急性腎盂腎炎では，重症化して敗血症性ショックをきたすこともあるため，注意が必要である。急性細菌性前立腺炎も敗血症をきたすことがあるが，通常，混濁尿は観察されない。　　**2**

74　貧血の症候でないのはどれか。１つ選べ。
　　1．蒼　白
　　2．頻　脈
　　3．動　悸
　　4．脱力感
　　5．チアノーゼ

　チアノーゼに関しては，テキスト第10版 p.628を参照。チアノーゼは，毛細血管血中のデオキシヘモグロビン（酸素を離したヘモグロビン。「還元ヘモグロビン」ともいう）が5 g/dL 以上になると出現するため，貧血でヘモグロビン値が低下すると出現しにくくなる。　　**5**

75　四肢動脈の急性塞栓症の原因で最も多いのはどれか。１つ選べ。
　　1．脱　水
　　2．外　傷
　　3．妊　娠
　　4．心房細動
　　5．長期臥床

　急性四肢動脈閉塞症については，テキスト第10版 p.585を参照。四肢動脈が閉塞する原因としては，ほかの部位でできた血栓が血流に乗って運ばれて血管閉塞を起こす「塞栓」と，血流低下などで血管内に凝血塊ができる「血栓」があるが，四肢動脈塞栓症の90％は心原性であり，そのなかでは心房細動がもっとも多い。一方で，血栓症の原因としては，動脈硬化，血管炎，外傷などがある。　　**4**

76 肝硬変で合成能低下による所見はどれか。1つ選べ。

1．肝性昏睡
2．出血傾向
3．女性化乳房
4．食道静脈瘤
5．クモ状血管腫

　肝硬変に関しては，テキスト第10版 p.595を，肝臓の機能に関しては同 p.127を参照。肝臓はアルブミンやフィブリノゲン，プロトロンビンなどの血液凝固因子など，多くの蛋白質を生成している。肝硬変ではこれらの蛋白質の不足により，凝固異常による出血傾向や低アルブミン血症による浮腫が起こり得る。　**2**

77 中枢神経の変性疾患はどれか。1つ選べ。

1．くも膜下出血
2．パーキンソン病
3．ウェルニッケ脳症
4．ギラン・バレー症候群
5．糖尿病性ニューロパチー

　「変性」とは，細胞障害などにより細胞の代謝が変化し，細胞や組織に正常では存在しない物質が蓄積したり，正常でも存在するもののその蓄積量が異常に多かったり，蓄積する場所が異常な状態である〔テキスト第10版 p.171〕。
　パーキンソン病は，中脳黒質にあるメラニン含有神経細胞の変性・脱落により，神経伝達物質であるドパミンの産生が低下することによって発症する〔同 p.556-557〕。　**2**

78 アナフィラキシーで最も緊急度の高い所見はどれか。1つ選べ。

1．眼瞼腫脹
2．顔面紅潮
3．吸気性喘鳴
4．前胸部皮疹
5．持続性腹部疝痛

　重症のアナフィラキシーでは心肺停止に陥り得るが，その理由としては高度の血圧低下，気管支攣縮，喉頭浮腫などが関与すると考えられている〔テキスト第10版 p.620〕。吸気性喘鳴は狭窄した上部気道から吸気が流入する際に，呼気性喘鳴は狭窄した細い気管支を呼気が通過する際に生じ〔同 p.513〕，前者は喉頭浮腫の，後者は気管支攣縮のサインで，アナフィラキシーで観察された場合はきわめて緊急性が高いと判断する。**3**

79 精巣捻転症（精索捻転症）の好発時期はどれか。1つ選べ。
    1．乳児期
    2．幼児期
    3．思春期
    4．壮年期
    5．老年期

80 感染性脳炎の原因微生物として最も多いのはどれか。1つ選べ。
    1．細　菌
    2．真　菌
    3．寄生虫
    4．ウイルス
    5．リケッチア

81 認知症のBPSD〈周辺症状〉の行動症状はどれか。1つ選べ。
    1．失　行
    2．俳　徊
    3．アパシー
    4．記憶障害
    5．見当識障害

82 自傷行為が疑われる傷病者への対応について適切なのはどれか。1つ選べ。

1．1人にしても安全である。
2．自傷についての話題は避ける。
3．現時点で自殺念慮があるか確認する。
4．自傷行為を行わないように強く励ます。
5．身体症状の重症度は自殺願望の強さと一致する。

83 生後24か月までの正常心拍数の推移を図（別冊 No. 8）に示す。正しいのはどれか。1つ選べ。

1．A
2．B
3．C
4．D
5．E

```
別　冊
No. 8
図
```

84　糖尿病について正しいのはどれか。1つ選べ。
　　1．2型糖尿病は女性に多い。
　　2．グルカゴン欠乏が原因である。
　　3．1型糖尿病は若年者に好発する。
　　4．治療を受けているのは有病者の約9割である。
　　5．1型糖尿病と2型糖尿病の患者数はほぼ同数である。

　糖尿病については，テキスト第10版 p.605-608を参照。糖尿病の本態は，インスリンの作用不足による慢性的な高血糖の状態であり，さまざまな合併症を起こし得る。糖尿病患者のうち治療を受けているのは75%前後とされている。1型糖尿病はインスリン依存型糖尿病(IDDM)とも呼ばれ，若年発症が多く，糖尿病患者の数%程度である。2型糖尿病は糖尿病患者のほとんどを占め，中年以降に緩徐に発症することが多い。糖尿病の発生には男女差はない。　　3

85　間質性肺炎の特徴について正しいのはどれか。1つ選べ。
　　1．急性発症する。
　　2．血性の喀痰を伴う。
　　3．肺胞で炎症が起こる。
　　4．労作時に呼吸困難が出る。
　　5．終末像は気管支拡張症である。

　間質性肺炎については，テキスト第10版 p.566を参照。ウイルス，マイコプラズマ，クラミジアによる感染のほか，薬剤や放射線でも引き起こされることも，膠原病に合併することもあるが，もっとも多いのは原因不明の「特発性間質性肺炎」である。発症は緩徐なことが多く，喀痰を伴わない咳と体動時の息切れを訴えることが多い。病態は肺胞ではなくその周囲の間質の炎症であり，終末像は肺線維症である。　　4

86　悪心と頭痛とを訴える妊婦の母子健康手帳の記載を図（別冊No. 9）に示す。この妊婦の妊娠異常を示唆する徴候として最も注意すべき記載項目はどれか。1つ選べ。
　　1．腹　囲
　　2．血　圧
　　3．浮　腫
　　4．尿　糖
　　5．体　重

┌─────────────┐
│　別　冊　│
│　No. 9　│
│　図　│
└─────────────┘

　妊娠中の合併症については，テキスト第10版 p.667-670を参照。別冊 No.9では，妊娠30週以降に浮腫や尿蛋白，尿糖が出現していることを示している。妊娠中に高血圧，尿蛋白，浮腫が出現した場合を「妊娠高血圧症候群」と呼び，子癇，頭蓋内出血などの誘因になったり，子宮内の胎児の発育不良や，常位胎盤早期剥離を起こす危険性が増したりするため，積極的な治療が必要である。この図でも，減塩や自宅での血圧測定が勧められている。　　2

87　図（別冊 No. 10）に示す血管のうち閉塞でラクナ梗塞が生じるのはどれか。1つ選べ。
1．A
2．B
3．C
4．D
5．E

```
別　冊
No. 10
図
```

　ラクナ梗塞とは、脳の深部を灌流する穿通枝と呼ばれる細い動脈が閉塞することにより、大脳深部、脳幹、小脳などに小さな梗塞を生じる病態である〔テキスト第10版 p.549)。別冊 No. 10では、DとEは静脈系なので関係なく、動脈系のなかでは一番末梢のAの血管が詰まった場合をラクナ梗塞と呼ぶ。　**1**

88　重症筋無力症について正しいのはどれか。1つ選べ。
1．男性に多い。
2．眼球突出を認める。
3．眼瞼下垂を認める。
4．夕方になると症状は改善する。
5．イオンチャネルの機能的障害である。

　重症筋無力症については、テキスト第10版 p.626を参照。神経筋接合部のアセチルコリン受容体に自己抗体が結合することによって神経伝達が障害される自己免疫疾患であり、複視や眼瞼下垂などの眼症状と、夕方になるにつれて症状が増悪し、睡眠で軽快するという日内変動や、日によって症状の強さが変わる日差変動が特徴的である。　**3**

89　「感染症の予防及び感染症の患者に対する医療に関する法律」で二類感染症に含まれるのはどれか。1つ選べ。
1．結核
2．ペスト
3．コレラ
4．A型肝炎
5．新型コロナウイルス感染症

　感染症の分類については、テキスト第10版 p.293：表Ⅲ-1-36「感染症法による主な感染症の分類」を参照。これは記憶するしかない。新型コロナウイルス感染症は当初「二類相当」と分類されていたが、2023年5月8日から「五類」となっている。　**1**

90　視覚伝導路の障害部位により生じる視野欠損を図（別冊 No. 11）に示す。視交叉中央部の障害により生じるのはどれか。1つ選べ。

1．A
2．B
3．C
4．D
5．E

別　冊
No. 11
図

91　妊娠後期の妊婦が腹部に外力を受けることで発症するのはどれか。1つ選べ。

　　1．子　癇

　　2．頸管裂傷

　　3．前置胎盤

　　4．HELLP 症候群

　　5．常位胎盤早期剥離

[解答・解説]

　　正常位置にある胎盤は，分娩時，胎児を娩出した後に自然に子宮壁から剥離するが，妊娠中あるいは分娩進行中の児娩出前に剥離してしまうことを常位胎盤早期剥離という。典型的な症候は，突然子宮が持続的に収縮して硬くなる（板状硬）のと，痛みである。胎盤が剥離した部分からの出血が多いとショックになることもある。早期剥離は胎児にとって母体側からの酸素供給が途絶えることを意味し，すぐに児を娩出しなければ死に至る危険性が高く，緊急性がきわめて高い。早期剥離は，外傷性に起こることもあるが，自然に起こることも多い。〔テキスト第10版 p.669〕　　　**5**

92　高齢者虐待で最も多いのはどれか。1つ選べ。

　　1．性的虐待

　　2．身体的虐待

　　3．心理的虐待

　　4．経済的虐待

　　5．介護の放棄

　　高齢者の虐待は暴力的な行為だけではなく，さまざまな行為によるものが該当し，施設での身体拘束も虐待となる。もっとも頻度が高いのが身体的虐待，次いで多いのが心理的虐待である。身体的虐待とは暴力行為によって身体的苦痛を与える行為，また外部との接触を意図的に継続して遮断する行為である。〔テキスト第10版 p.661〕**2**

93　肺血栓塞栓症の誘因となるのはどれか。1つ選べ。

　　1．や　せ

　　2．食　事

　　3．運　動

　　4．妊　娠

　　5．水分補給

　　深部静脈の血栓が流れて肺動脈に詰まることにより発症するのがほとんどである。下肢の深部静脈血栓症の既往がある肥満の中高年女性で発生しやすい。静脈血栓症が生じやすい状態として，高齢，手術後，静脈血栓症の既往歴，外傷，うっ血性心不全，脳血管障害，血小板過多症，多血症，経口避妊薬，妊娠，長期臥床，癌，肥満などがある。〔テキスト第10版 p.584〕

4

94　小児の正常な成長について正しいのはどれか。1つ選べ。

　　1．身長は1歳で出生時の2倍となる。

　　2．体重は1歳で出生時の2倍となる。

　　3．出生時の頭囲は胸囲よりも小さい。

　　4．歯は生後3〜4か月から生え始める。

　　5．大泉門は生後2年頃までに閉鎖する。

成長に伴う形態の変化として、身長は1歳で出生時の1.5倍、5歳で2倍となる。体重は1歳で出生時より約3倍の体重増加が起こる。出生時の頭囲は平均33cmで胸囲より大きい。歯は乳歯が生後6〜7カ月から生えはじめ、年齢とともに増加する。大泉門は生後4カ月頃より大きくなり、生後2年頃までに閉鎖する。小泉門は生後4〜5カ月までには閉鎖する。〔テキスト第10版p.644-645〕　**5**

95　1990年代と比較した近年の気管支喘息の有病率と喘息死の変化で正しいのはどれか。1つ選べ。

　　1．有病率：減少、喘息死：減少

　　2．有病率：減少、喘息死：増加

　　3．有病率：増加、喘息死：増加

　　4．有病率：増加、喘息死：減少

　　5．有病率：増加、喘息死：横ばい

平成16〜18年の厚生労働科学研究によれば、20〜44歳の有病率は5.4%で、有病率は増加傾向にある。喘息死は、1990年代は年間5,000〜6,000人であったが、吸入ステロイドを中心とした予防治療が普及し、2009年では2,000人余りに減少した。〔テキスト第10版p.561〕　**4**

96　救急隊員のN95マスク装着が必要な感染症はどれか。1つ選べ。

　　1．麻　疹

　　2．風　疹

　　3．細菌性赤痢

　　4．季節性インフルエンザ

　　5．AIDS〈後天性免疫不全症候群〉

N95マスクは、0.3μmの粒子を95%以上遮断できる微粒子用マスクである。空気感染を引き起こす結核・水痘・麻疹が疑われる傷病者に対して着用する。定められた方法であらかじめフィットテストを行い、各自に合ったN95マスクを選んでおく。〔テキスト第10版p.286〕　**1**

97　不安定狭心症について正しいのはどれか。1つ選べ。
　　1．心筋壊死をともなう。
　　2．心筋梗塞より胸痛は軽い。
　　3．急性冠症候群として対応する。
　　4．心電図で ST 低下を特徴とする。
　　5．感染症が原因となることが多い。

98　鈍的外力による管腔臓器損傷で，最も発生頻度の高い部位はどれか。1つ選べ。
　　1．食　道
　　2．胃
　　3．十二指腸
　　4．小　腸
　　5．直　腸

99　外傷傷病者の全身観察で胸壁の奇異運動を確認した場合、適切な対応はどれか。**2つ選べ**。

1．補助換気
2．胸壁固定
3．三辺テーピング
4．用手的気道確保
5．患側を下にしたログロール

連続する2本以上の肋骨が，各々2カ所以上で骨折を起こすことによって，胸壁の一部が周囲の胸壁からの支えを失うと，呼吸の際にこの胸壁の支持を失った部分（フレイルセグメント）は周囲の正常な胸壁とは逆向きに，つまり吸気時に陥没し，呼気時には膨隆する奇異呼吸を示す。このような損傷形態をフレイルチェストという。傷病者の自発呼吸は強く抑制される。これによる無気肺のほか，合併する肺挫傷や血胸，気胸などと相まって，呼吸状態が悪化する。胸壁固定によって痛みを緩和し，呼吸状態の改善を図る必要がある。〔テキスト第10版 p.711，736〕　　　**1と2**

100　電撃傷について正しいのはどれか。1つ選べ。

1．皮膚が濡れると電気抵抗が高くなる。
2．四肢屈側面の熱傷を見た場合電撃傷を疑う。
3．アーク放電は深部組織損傷が広範囲におよぶ。
4．最も多い早期死亡の原因は呼吸筋麻痺である。
5．同じ電圧では交流電流に比べ直流電流の組織損傷が強い。

電撃傷を疑う身体所見として，心肺停止，意識障害，末梢動脈の拍動触知不能，説明のつかない感覚・運動障害（麻痺），電流斑，電撃潰瘍，四肢屈側面の熱傷などがある。〔テキスト第10版 p774：表Ⅲ-6-17〕

電撃傷における死亡原因の第1位は心室細動である。通電によって不整脈，および持続的な呼吸筋の収縮による呼吸筋麻痺も起こる。これらはいずれも交流電流による電撃傷で起こりやすい。〔同 p.774〕　　　**2**

101 大量出血の早期に血液が重点的に分配される部位はどれか。1つ選べ。

1. 脳
2. 肝　臓
3. 脂　肪
4. 小　腸
5. 皮　膚

102 小児の頭部外傷で、図（別冊 No. 12）に示す血腫の存在部位はどこか。1つ選べ。

1. 骨膜下
2. 硬膜下
3. 硬膜外
4. 皮下組織
5. 帽状腱膜下

```
別　冊
No. 12
図
```

103 フレイルチェストで認められる所見はどれか。1つ選べ。

1. 徐呼吸
2. 患部軋音
3. 血圧左右差
4. 眼瞼結膜点状出血
5. 吸気時患部胸壁膨隆

　交感神経の緊張によってもたらされる細動脈（抵抗血管）の収縮は短期的な生命維持に必須ではない臓器，すなわち皮膚，脂肪組織，腹部臓器などにおいて強く起こる一方，冠動脈や脳動脈での反応は弱いため，拍出された血流が心臓や脳に重点的に分配されることになる。

　ショックの際にみられる皮膚の蒼白・冷感は，このような代償に伴って皮膚血流が著しく減少していることの現れである。〔テキスト第10版 p.702〕　**1**

　頭皮内あるいは頭皮下には比較的大きな血腫（いわゆる「こぶ」「たんこぶ」）を生じることがある。頭皮内の血腫には皮下血腫，帽状腱膜下血腫，骨膜下血腫がある。〔テキスト第10版 p.718：図Ⅲ-6-21〕

　帽状腱膜下血腫の出血源は頭皮から帽状腱膜と頭蓋骨を越えて頭蓋内の静脈洞に還流する静脈である。骨膜下血腫は頭蓋骨縫合部を越えることはない。〔同 p.717-718〕　**1**

　連続する2本以上の肋骨が，各々2カ所以上で骨折を起こすことをフレイルチェストという。胸部の観察では，打撲痕を含む創傷，呼吸に伴う胸郭の動きの左右差，奇異呼吸，皮下気腫などを観察する。とくに打撲部位の圧痛や軋音，運動時痛から肋骨骨折を疑う場合には，その周囲の皮下気腫を注意深く観察して気胸の合併を想定する。〔テキスト第10版 p.736-737〕 **2**

104　骨盤骨折について正しいのはどれか。1つ選べ。

1．腹腔内に出血を来しやすい。

2．尿管損傷を高頻度に合併する。

3．骨盤固定具は腸骨稜に装着する。

4．寛骨臼骨折は不安定型骨折である。

5．垂直剪断型は不安定型骨折である。

105　重症外傷の予後改善に繋がる活動はどれか。1つ選べ。

1．初期評価を省略する。

2．トラウマバイパスで搬送する。

3．搬送より家族連絡を優先する。

4．時間をかけて丁寧に全身観察を行う。

5．状態を安定させてから現場出発する。

106　傷病者の熱傷面積がⅠ度30％、Ⅱ度20％、Ⅲ度10％の場合、熱傷指数で正しいのはどれか。1つ選べ。

1．10

2．20

3．30

4．35

5．45

107　デグロービング損傷において離開する部位はどれか。1つ
　　　選べ。
　　　1．表皮と真皮との間
　　　2．真皮と皮下組織との間
　　　3．皮下組織と筋膜との間
　　　4．筋膜と筋との間
　　　5．筋層内

　デグロービング損傷は自動車のタイヤに四肢をひかれた際，あるいはベルトコンベアなどに四肢を挟まれた際などに発生する。強くひかれた皮膚・皮下組織が筋膜から剝離して，前腕などに生じた場合には，ちょうど手袋（グローブ）が脱げたような形態となる。
　四肢や体幹部にデグロービング損傷と同様の機序が働いて生じる広範囲剝皮創のうち，皮膚の断裂（創）を伴わないものをデコルマン損傷という。〔テキスト第10版 p.751〕　　　**3**

108　脳幹部損傷を示唆する所見はどれか。1つ選べ。
　　　1．失　語
　　　2．片麻痺
　　　3．運動失調
　　　4．視野障害
　　　5．失調性呼吸

　受傷直後の意識障害や記憶の有無，意識レベル評価，瞳孔径，呼吸様式などを評価する。除皮質肢位（硬直）は基底核部や視床，あるいは大脳半球の広範な障害を示唆する。予後不良の徴候である。瞳孔不同は，散瞳側の頭蓋内病変によって脳ヘルニアが切迫していることを示唆する危険な徴候である。チェーン・ストークス呼吸や中枢性過換気，失調性呼吸などは脳幹部の損傷を示唆する。〔テキスト第10版 p.720〕　　　**5**

109　小児において骨折の起こりやすい部位はどこか。1つ選べ。
　　　1．上腕骨近位
　　　2．上腕骨遠位
　　　3．大腿骨近位
　　　4．大腿骨遠位
　　　5．脛骨近位

　小児の骨折は転倒や転落によるものがほとんどで，肘関節周囲に生じることが多い。
　上腕骨顆上骨折は肘関節周囲の骨折でもっとも多い。肘関節が強制的に過伸展された場合に起こり，上腕骨の遠位端が後方に転位する。上腕骨外顆骨折は，手を突いて倒れた際に，橈骨を介する外力が上腕骨の外顆に働いて生じる。上腕骨顆上骨折に次いで多い。肘内障は軽微な外力で生じた橈骨頭の亜脱臼である。橈骨頭は前腕の回旋運動を可能にするため，尺骨との間で関節面を形成しながら輪状靱帯により固定される。〔テキスト第10版 p.756〕　　　**2**

110　バックボード固定されている妊娠後期の外傷傷病者におい
　　て、血圧が下がった場合の適切な対応はどれか。1つ選べ。
　　　1．右に傾ける。
　　　2．左に傾ける。
　　　3．頭側を高くする。
　　　4．頭側を低くする。
　　　5．腰部のベルトを外す。

　妊娠後期の妊婦の10〜30%
は仰臥位低血圧症候群をきた
す。仰臥位では子宮による下大
静脈と大動脈の圧迫により，血
圧が急激に低下して，悪心・嘔
吐，めまい，蒼白をきたしやす
い状況になる。妊娠後期の妊婦
を搬送する際には，左側臥位と
する（またはバックボードを左
に15〜30°傾ける）。〔テキスト第
10版 p.759〕　　　　　　**2**

111　絞頸と比べ縊頸の可能性が高いことを示唆する所見はどれ
　　か。1つ選べ。
　　　1．ひっかき傷がある。
　　　2．溢血斑がみられる。
　　　3．索状痕が全周性である。
　　　4．索状痕が水平方向に走る。
　　　5．前頸部の索状痕は甲状軟骨よりも頭側に位置する。

　定型的縊頸によって頸部の動
静脈および椎骨動脈の血流が完
全に遮断された場合は，顔面の
うっ血や眼瞼結膜の溢血斑を生
じることなく短時間で死に至
る。頸動脈洞や迷走神経などの
頸部神経が刺激された場合も
うっ血や溢血斑は起こらず，高
度徐脈と著しい血圧低下によっ
て急速に死亡する。非定型的縊
頸によって頸部の静脈還流だけ
が阻害されて動脈血流が保たれ
る場合は，うっ血や溢血斑を生
じやすい。〔テキスト第10版
p.778〕　　　　　　　　　　**5**

112　晩期外傷死の原因として頻度が最も高いのはどれか。1つ
　　選べ。
　　　1．脳　死
　　　2．外出血
　　　3．多臓器不全
　　　4．胸腔内出血
　　　5．腹腔内出血

　晩期外傷死は受傷後数週間で
発生する死亡で，ショックの遷
延や感染に伴う敗血症などによ
る多臓器不全が原因となること
が多い。
　一方で，早期外傷死は受傷後
数時間以内に発生する死亡で，
徐々に進行する腹腔内出血・後
腹膜出血や胸部外傷，頭部外傷
などが原因となる。とくに腹腔
内出血・後腹膜出血では，出血
の原因となった臓器損傷が見逃
される，あるいはそれに対する
手術の時機を逸するなどのた
め，「防ぎ得た外傷死」を招くこ
とがある。〔テキスト第10版
p.689〕　　　　　　　　　　**3**

113　灯油を誤って右上肢に曝露された傷病者の創部を図（別冊 No. **13**）に示す。まず行う適切な対応はどれか。1つ選べ。

1．水　洗
2．氷　冷
3．患肢挙上
4．ブラッシング
5．ガーゼによる被覆

```
別　冊
No. 13
図
```

[解答・解説]
　化学物質が衣類を汚染している場合は，脱衣などの乾式除染を行う。これだけで汚染物質の7～8割が除去できる。傷病者の衣類は密封して二次汚染を防止する。皮膚・粘膜や眼球に汚染および化学損傷を認める場合は，化学物質が金属粉など粉状であれば皮膚・粘膜を柔らかい布などで払い落とし（ブラッシング），流水による洗浄（湿式除染）をバイタルサインが安定していれば現場で15分以上行う。今回は灯油であったため水洗が正答。〔テキスト第10版 p. 771〕
1

114　外傷傷病者への大量輸液による影響はどれか。1つ選べ。

1．体温の上昇
2．血液の濃縮
3．不整脈の出現
4．出血量の減少
5．血液凝固の障害

　傷病者に対して循環血液量を補うことを目的とした輸液は，一見すると合理的にみえる。しかし，不用意な輸液には，①血液希釈による血液凝固障害を進行させる，②血圧上昇により破綻した血管からの出血を助長する，③常温保存の輸液製剤を投与することにより体温低下を招くなどの弊害が伴う。このため，近年では循環血液量減少性ショックをきたした患者に対する輸液は，根本的な止血までは慎重であるべきとする考え方が主流となっている。〔テキスト第10版 p. 706〕
5

115　Ⅰ度の熱中症でみられる症状はどれか。1つ選べ。

1．めまい
2．痙攣発作
3．失見当識
4．発汗停止
5．失調性歩行

　Ⅰ度熱中症は，現場で対応可能であり，筋肉の症状（筋肉痛や筋肉の有痛性攣縮，クランプ，こむら返り）と，脱水に伴う症状に限定される。一瞬の失神が生じることはあるが，意識障害はない。大量の発汗を認める。〔テキスト第10版 p. 817：図 Ⅲ-7-10〕
1

116 トラフグで毒が含まれる部位はどこか。1つ選べ。

1. 皮
2. 肝
3. 筋　肉
4. 精　巣
5. ひ　れ

フグの卵巣や肝などに含まれる中毒物質のテトロドトキシンは，末梢感覚神経および末梢運動神経を遮断する。経口摂取による急性中毒では，20〜30分，遅くとも2〜3時間で口唇，舌，指先などのしびれ（知覚障害）を発症する。その後，全身に弛緩性の末梢運動神経麻痺が生じて，四肢麻痺および呼吸筋麻痺が起こる。傷病者の意識は清明のまま保たれる。発症後8時間以上経過すれば中毒死の危険は少ない。搬送時は酸素投与を行い，気道・呼吸管理を行う。〔テキスト第10版 p.803〕**2**

117 偶発性低体温症について正しいのはどれか。1つ選べ。

1. 体表温が中心部体温を反映している。
2. 体温の低下に応じて意識障害が進行する。
3. 10秒以内で正確な呼吸・脈拍を確認する。
4. 甲状腺機能亢進症は熱産生を減少させ、誘因となる。
5. 図（別冊 No.14）に示す心電図モニター波形は体温35〜33℃であることを意味する。

```
┌─────────────┐
│    別　冊    │
│   No. 14    │
│     図      │
└─────────────┘
```

体温の低下に応じて，意識障害が進行する。脱衣など，逆説的行動と呼ばれる異常行動を生じることもある。32℃以下になると，体温調節中枢が維持すべき体温を30℃に再設定してしまうため，むしろ体温低下に作用すると考えられている。実際に，中心部体温が32℃以下になると，ふるえ熱産生も停止する。一方，低体温は代謝および酸素需要量を低下させるため，脳（中枢神経）保護作用をもつ。〔テキスト第10版 p.821〕　　**2**

118 我が国の人口動態統計（平成30年）で、中毒死の原因物質として最も多いのはどれか。1つ選べ。

1. 農　薬
2. 覚醒剤
3. 向精神薬
4. アルコール
5. 一酸化炭素

2018（平成30）年厚生労働省人口動態統計における死因基本分類別死亡数のうち，中毒死の原因として多い中毒物質は，テキスト第10版 p.790：表Ⅲ-7-4「中毒死の原因となった中毒物質」に示されている。医薬品による中毒死でもっとも多いのは向精神薬であり，医薬品以外でもっとも多いのは一酸化炭素である。〔テキスト第10版 p.790〕　　**5**

119 凍傷に対する患部の処置として適切なのはどれか。1つ選べ。

1. 水道水による洗浄
2. 電気毛布による加温
3. 弾性包帯による圧迫
4. 用手的なマッサージ
5. 乾燥ガーゼによる被覆

濡れている衣服，手袋，靴，靴下などを取り除き，圧迫を緩める。毛布で全身を覆い，温かい飲み物を与えて保温を図る。凍傷部位を加温したり，マッサージしたり，こすったりすることは禁忌である。復温しても再凍結すれば凍傷がさらに悪化する。圧迫を加えると，細胞間質の氷の結晶によって細胞が傷害される。凍傷部位はガーゼで覆う。水疱は破らない。凍傷部位は圧迫がかからないよう愛護的に扱い，挙上して浮腫を防止する。シーネなどの固定具が保護・体位保持には有効であるが圧迫しないよう注意する。〔テキスト第10版 p.838〕 **5**

120 放射線事故現場の区域管理において正しいのはどれか。1つ選べ。

1. 全区域での飲食を禁止する。
2. 除染位置を放射線危険区域に設定する。
3. 放射線危険区域をロープや標識で明示する。
4. 消防警戒区域をなるべく狭い範囲で設定する。
5. 進入統制ラインを準危険区域の内側に設定する。

消防機関の活動においては，放射線被ばくの可能性に応じて，放射線危険区域（ホットゾーン），準危険区域（ウォームゾーン），および消防警戒区域（コールドゾーン）を設定する。

各区域の範囲はロープや標識など用いて明示される。〔テキスト第10版 p.829-830：表Ⅲ-7-23〕 **3**

注　意　事　項

1．試験問題の数は80問で解答時間は正味2時間40分である。

2．解答方法は次のとおりである。

（1）　各問題には1から5までの5つの答えがあるので、そのうち質問に適した答えを

（例1）では1つ、（例2）では2つ選び答案用紙に記入すること。

（例1）　**101**　県庁所在地　｜　（例2）　**102**　県庁所在地はどれか。

はどれか。1つ選べ。　｜　**2つ選べ。**

（例1）	（例2）
1．栃木市	1．仙台市
2．川崎市	2．川崎市
3．広島市	3．広島市
4．倉敷市	4．倉敷市
5．別府市	5．別府市

（例1）の正解は「3」であるから答案用紙の ③ をマークすればよい。

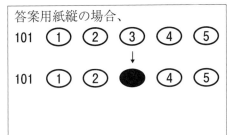

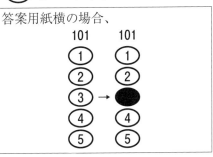

（例2）の正解は「1」と「3」であるから答案用紙の ① と ③ をマークすれ
ばよい。

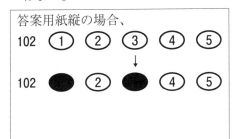

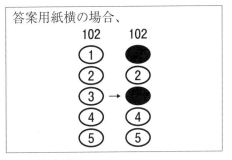

（2）　ア．（例1）の問題では2つ以上解答した場合は誤りとする。

　　　イ．（例2）の問題では1つ又は3つ以上解答した場合は誤りとする。

B

1 右冠動脈の起始部はどこにあるか。1つ選べ。

　　1．右心房
　　2．左心房
　　3．大動脈
　　4．肺静脈
　　5．肺動脈

　心臓は内腔に大量の血液が通過するが，内腔から直接心筋への血液供給路はなく，大動脈起始部から分枝した冠動脈を介し心臓の外側から心筋に血液を供給する。左右の冠動脈があるが，これらの閉塞により心筋が壊死したものを心筋梗塞という。心収縮期に血液が冠動脈へ流入するが，左心室壁のみ拡張期に血流が多くなる。〔テキスト第10版 p.114：図Ⅱ-1-87〕　**3**

2 エネルギー産生に関わる細胞小器官はどれか。1つ選べ。

　　1．中心小体
　　2．リソソーム
　　3．リボソーム
　　4．ゴルジ装置
　　5．ミトコンドリア

　細胞小器官には種々のものがある。中心小体は細胞分裂に関与し，リボソームは蛋白質合成に寄与する。また，名前が似ているがリソソームは分解酵素を大量に含み，細胞内に取り込まれた栄養や微生物などを消化する。エネルギー源であるATP（アデノシン三リン酸）の産生はミトコンドリアが行う。細胞小器官に関する出題で過去頻出傾向なのはミトコンドリアの働きについてである。〔テキスト第10版 p.57〕　**5**

3　急性疾患はどれか。1つ選べ。

　　1．肝硬変
　　2．膠原病
　　3．糖尿病
　　4．脳卒中
　　5．肺気腫

　急性疾患と慢性疾患の特徴について聞かれる問題は頻出。急性疾患は突然発症しその経過も急激であることが多い。一方で、慢性疾患は緩徐な経過をとるが、時に経過中に急激な悪化をきたすことがある（慢性疾患急性増悪）。急性疾患には脳卒中、心筋梗塞、急性膵炎などがある。後者では、肝硬変、糖尿病、膠原病は慢性疾患であり、また肺気腫などは慢性閉塞性肺疾患（COPD）に分類される。テキスト第10版p.167：表Ⅱ-2-1に記載のあるイレウス（腸閉塞）については、絞扼、捻転による場合は緊急手術の対象となることも多いが、腸の内腔狭窄によるイレウスの場合は慢性に経過し、イレウス管挿入で加療されることが多いので、一概に急性、慢性は問えない。〔同 p.166-167：表Ⅱ-2-1〕　　**4**

4　医療計画の5疾病に含まれるのはどれか。1つ選べ。

　　1．肝硬変
　　2．膠原病
　　3．慢性腎不全
　　4．急性心筋梗塞
　　5．慢性呼吸不全

　医療法に基づいて、各都道府県が当該地域の実情に応じて医療提供体制を策定することを医療計画という。各都道府県単位が主体であることに注意する。5事業と5疾病があるが、前者には①救急医療、②災害時における医療、③へき地の医療、④周産期医療、⑤小児医療があり、後者には①がん、②脳卒中、③急性心筋梗塞、④糖尿病、⑤精神疾患がある。〔テキスト第10版 p.30〕　　**4**

5 ドクターヘリについて正しいのはどれか。1つ選べ。

1．現場で治療を開始できる。

2．天候によらず運航できる。

3．各都道府県に1機ずつ配備されている。

4．東日本大震災を契機として整備された。

5．搭乗する医師と看護師とはDMAT隊員である。

近年、ドクターヘリ事業の整備は目覚ましいものがある。医師と看護師が搭乗し、現場で応急的な治療が開始される。搭乗した医療従事者は救急関連の医師と看護師であり、職種からDMAT（災害派遣医療チーム）隊員を兼務している場合もみられるが、特段それが搭乗必須の資格ではない。有視界飛行のため悪天候や夜間には運航できない。2018年には、全国43道府県に53機が配備されているが、各都道府県すべてには至っていない。設問上いつを契機に整備されたかは文言の解釈上、見解の異なるところではあるが、テキスト第10版 p.224に「阪神・淡路大震災がドクターヘリ誕生のきっかけ」とある。実際、整備が進んだのはもっと後であるが、少なくとも東日本大震災以前にはすでに運航されていた。〔同 p.224〕　　　**1**

6 災害時の一次トリアージで黒と判定されうる症候はどれか。1つ選べ。

1．低体温

2．意識障害

3．四肢麻痺

4．ショック

5．自発呼吸停止

トリアージとは、現場で複数傷病者への対応優先順位を決めることである。必ずしも最重篤の者が最優先というわけではなく、現場における限られた医療資源との兼ね合いとなる。最初に行われる圧倒的多数傷病者の振るい分けを一次トリアージというが、START法が汎用される〔テキスト第10版 p.238：図Ⅲ-1-10〕。まず、歩行可能なもの（緑）は除外される。次に、自発呼吸の有無、呼吸数、橈骨動脈触知の有無、そして従命反応の有無によってランク分けがなされる。呼吸なしの場合は黒に分類される。呼吸ありの場合で、呼吸数9/分以下または30/分以上、または橈骨動脈触知不可、または従命反応なしの場合は赤に分類される。〔同 p.237-238〕　　　**5**

7 鎖骨下静脈に留置されている中心静脈カテーテルが輸液ルートから外れた場合、直ちに生じうる病態はどれか。1つ選べ。

1. 血　胸
2. 気　胸
3. 敗血症
4. 空気塞栓症
5. 心タンポナーデ

[解答・解説]
　在宅中心静脈栄養療法を受けている場合、カテーテルの留置は鎖骨下静脈が多い。血胸・気胸は静脈穿刺時の合併症として起こり得る。心タンポナーデは心囊内への血液など液体貯留が病態であるが、輸液ルートが外れても起こり得ない。カテーテル感染は高熱を呈する菌血症をもたらすが、カテーテルが外れて「直ちに」起こるわけではない。外れて「直ちに」起こることは、仰臥位〜トレンデレンブルグ体位のように、外れた部位が心臓より低い位置の場合、カテーテルから血液が逆流し体外に出血する。一方、逆に傷病者が坐位の場合、外れた部位が心臓より高い場合は外気がカテーテルから静脈内に入り、その空気によって空気塞栓を起こす可能性がある。〔テキスト第10版 p.431-432〕　**4**

8 パルスオキシメータで酸素飽和度を正確に測定できるのはどれか。1つ選べ。

1. 心停止
2. 高度低体温
3. 一酸化炭素中毒
4. 出血性ショック
5. COPD〈慢性閉塞性肺疾患〉

　パルスオキシメータの測定原理を理解する。指先などに、発光部と受光部で挟み込むプローブを装着し、組織に光を透過させ、酸素が結合したヘモグロビン（Hb）の吸光度分析で血中酸素飽和度を測定する。測定に際しその組織に十分な血流があること、光が組織を通過できることが条件となる。したがって、末梢循環が悪くなる状態、例えば寒冷やショック状態、または血流停止する心停止状態では測定不能となる。そして、マニキュアなどの塗布も遮光されるため値は不正確になる。一酸化炭素（CO）は酸素よりも Hb に結合（CO-Hb）しやすいため低酸素状態になる。CO-Hb は検知されないので、値は不正確である。COPD（慢性閉塞性肺疾患）は高二酸化炭素血症をきたしているが、血中酸素飽和度測定に影響はない。頻出問題。〔テキスト第10版 p.332-333：図Ⅲ-2-18, 表Ⅲ-2-18〕　**5**

9　呼吸困難を訴えない在宅酸素療法中の COPD〈慢性閉塞性肺疾患〉傷病者で目標とする SpO_2 値はどれか。 1つ選べ。

　　　1．80%
　　　2．84%
　　　3．90%
　　　4．98%
　　　5．100%

　COPD（慢性閉塞性肺疾患）における在宅酸素療法中の傷病者については，搬送依頼された主たる理由，例えば，意識障害か，呼吸苦か，徐呼吸かなどによって対応が異なるため，搬送時には注意を要する。例えば，危機的な低酸素血症をきたしている徐呼吸状態ではバッグ・バルブ・マスク換気にて，まずは酸素化を優先させ早急に心肺危機から脱することを念頭に置く。通常，COPD など在宅酸素療法を受けている患者は，一般的に酸素濃度を上げすぎると呼吸抑制をきたすことがあるので，SpO_2 90% 程度に設定されている。状況に応じて対応は異なるが，テキスト第10版 p. 429-430にも，「バイタルサインが安定している場合には，SpO_2値を90%に維持」と記載があるので 90 % とする。〔同 p. 429-430〕　**3**

10　胸骨圧迫を中止する状況はどれか。 1つ選べ。

　　　1．縮瞳が出現したとき
　　　2．下顎呼吸が出現したとき
　　　3．電気ショックを行ったとき
　　　4．目的のある体動が出現したとき
　　　5．心電図モニターで QRS 波形を認めたとき

　胸骨圧迫を中止する基準は心拍再開（循環が回復）した場合である。胸骨圧迫中止基準に瞳孔観察は含まれていない。下顎呼吸は心停止の前後にみられ有効な換気はなく，死戦期呼吸と呼ばれ，現場では心停止と判断する〔テキスト第10版 p. 420〕。心電図モニターで QRS 波形を観察した場合，次に頸動脈触知を行う。もし拍動触知をしたのであれば，胸骨圧迫は中止する。また，痙攣などではなく，疼痛刺激を回避しようとする合目的な自発的体動は，循環回復の徴候である。選択肢 3 では電気ショックを行う際は胸骨圧迫を当然一時中断するが，除細動直後は心拍再開の有無を確認せずに直ちに胸骨圧迫を再開する。電気ショックを「行うとき」ではなく「行ったとき」とあるので，設問の意味を取り違えないよう注意する。〔同 p. 422〕**4**

11　交通事故現場において傷病者の初期評価に含まれるのはどれか。1つ選べ。

1．体温の測定
2．血圧計の使用
3．傷病者数の確認
4．受傷機転の聴取
5．活動性外出血の観察

外傷の現場活動には一連の手順があるので覚える〔テキスト第10版 p.708-714〕。初期評価とは，まず傷病者が心肺危機に陥っているかどうかを，医療機器などを用いずに迅速な観察のみで判断することである〔同 p.709-710〕。もし緊急度の高い病態が存在すれば，まず生命維持のための処置を優先する。具体的には，気道開通の有無，呼吸の評価，循環の評価などを迅速に行う。循環の評価では，脈に触れてみて速いかどうか，また皮膚は冷たく湿潤しショックかどうか，そして体表面全体をざっと見て，持続する外出血がないかどうかを確認する。もしあれば，隊員に直接圧迫を指示する。　　　　　　　　　　**5**

12　成人で最も低い血圧まで脈を触知できるのはどれか。1つ選べ。

1．総頸動脈
2．上腕動脈
3．橈骨動脈
4．大腿動脈
5．足背動脈

設問の意味は，脈拍触知部位によって「もしここで触れたなら最低でも収縮期血圧は○○mmHg以上はある」と推測できることである〔テキスト第10版 p.308〕。現場で緊急的に全身状態を把握する場合，機器にて血圧を測定する前に，脈拍触知によってまず大まかな状態判断が可能となる。ショック状態の場合，末梢動脈（心臓からより遠い部位）のほうから触知しにくくなる。橈骨動脈が触知できなくとも，総頸動脈が触知できれば，収縮期血圧は60mmHg以上あるだろうと推測できる。〔同 p.309：表Ⅲ-2-4〕　　**1**

13 胸骨圧迫が適切に行われていることを評価するのに適しているのはどれか。1つ選べ。

　　1．皮膚所見
　　2．カプノメータ
　　3．非観血的血圧
　　4．心電図モニター
　　5．パルスオキシメータ

　近年カプノメータが胸骨圧迫の効果を評価する手段として汎用されている〔テキスト第10版 p. 333-334：写真Ⅲ-2-12，図Ⅲ-2-20〜23〕。呼気中の二酸化炭素分圧を測定するため，気管チューブに装着する（ラリンゲアルマスクへの装着の場合もある，同 p. 353）。換気状態はもちろん，心拍出量のモニタリングも可能である。血圧測定ならびにパルスオキシメータの観察は，心拍が再開し末梢循環が回復した以降でしか測定できない〔同 p. 333：表Ⅲ-2-18〕。心電図モニターの場合，胸骨圧迫時には波形がみられる。しかし，これはモニター電極の物理的上下動によるもので，胸骨圧迫の客観的評価になるわけではない。　　　　　　　　　**2**

14 口腔内の吸引について適切なのはどれか。1つ選べ。

　　1．呼吸停止を確認してから行う。
　　2．カテーテルは鼻腔から挿入する。
　　3．なるべく細いカテーテルを使用する。
　　4．カテーテルはなるべく奥まで挿入する。
　　5．カテーテルを口腔内から引き抜きながら吸引する。

　口腔内吸引とは，意識障害などに際し口腔内に唾液，血液，吐物が存在する場合，誤嚥や気道閉塞を起こさないよう，これらを吸引し除去するものである。傷病者の自発呼吸に伴い口腔内でゴロゴロした雑音を聴取したなら適応となる。吐物などの吸引の場合は，カテーテル内腔が詰まるおそれがあるため，太いものを用い先端を口腔内に挿入する。施行者の指などでカテーテルを屈曲・閉塞させてから挿入し，その後屈曲を解除して引き抜きながら吸引する。気道閉塞は人工呼吸の妨げになるため，心肺停止時にも口腔内吸引は適応となるが，もし心肺停止状態でない場合では，咽頭反射が残存しているため，カテーテルの深い挿入は嘔吐反射の原因となる。〔テキスト第10版 p. 350-351〕　　　　　**5**

15　救急救命処置としてのラリンゲアルマスクの使用について正しいのはどれか。1つ選べ。

　　1．気管内へ挿入する。

　　2．カフには水を注入する。

　　3．使用には喉頭鏡が必要である。

　　4．喉頭外傷の傷病者にも使用できる。

　　5．挿入には医師の具体的指示が必要である。

[解答・解説]
　救急救命処置に関する問題は必須である。ラリンゲアルマスクとは，空気を注入し膨らませたカフで喉頭周囲を覆い，換気を行うための器材である。気管内に挿入するものではなく，カフと喉頭周囲との気密性は高くないため，高圧換気にてエアリークが起こりやすい。また，外傷など咽頭・喉頭に変形がみられる場合は，禁忌との記載がある。挿入に際しては，ほかの機器を利用せずに挿入するが，喉頭鏡を補助的に用いるとより正確に挿入が可能である。ただし必須のものではないし，挿入に際し喉頭鏡が許可されているかどうかは地域の処置プロトコールに従う〔テキスト第10版 p.352-353：写真Ⅲ-2-31, 32〕。またラリンゲアルマスクの挿入は，救急救命処置のなかでも特定行為であるため医師の具体的指示を要する。〔同 p.262-263：表Ⅲ-1-13, 14〕　　5

16　上肢の血圧に左右差がある場合に疑うべき疾患はどれか。1つ選べ。

　　1．心室細動

　　2．急性心筋梗塞

　　3．くも膜下出血

　　4．肺血栓塞栓症

　　5．急性大動脈解離

　「血圧左右差」というキーワードでは急性大動脈解離などによる片側性動脈閉塞を連想すること〔テキスト第10版 p.336, 538：表Ⅲ-4-39, p.582-583〕。解剖を熟知すればたやすい。上行大動脈からまず腕頭動脈が分枝し，右上腕へ血流を送る〔同 p.110：図Ⅱ-1-82〕。したがって，スタンフォードA型〔同 p.582：図Ⅲ-5-34〕のように大動脈起始部からの解離では心タンポナーデを起こすこともあり，また起始部から分枝する冠動脈が閉塞すれば，心筋梗塞が起こり，そして解離が進み，腕頭動脈が閉塞すれば右上肢の血圧低下の可能性がある（血圧左右差）。また左総頸動脈の閉塞では，意識障害を起こすこともある。〔同 p.582-583〕　　5

17 アネロイド血圧計による血圧測定で触診法が推奨されるのはどれか。1つ選べ。

1. 重度意識障害の傷病者
2. 全身が濡れている傷病者
3. 緊急走行中車内の傷病者
4. 突然の胸痛を訴える傷病者
5. 透析用シャントがある傷病者

[解答・解説]
アネロイド型血圧計は通常一般的に汎用されるものである。測定法には、肘窩の上腕動脈に聴診器を当てて拍動音を聴取する聴診法と、橈骨動脈を触知してその拍動の出現を確認する触診法がある〔テキスト第10版p.336-337〕。触診法では拡張期血圧は測定できないが、傷病者がショック状態などで不安定な際や現場環境が騒音などで聴診法が行えない際に施行される。また、マンシェットで上肢を駆血するため、透析用シャント側の上肢では測定しない。　**3**

18 劇薬に指定されている医薬品はどれか。1つ選べ。

1. ブドウ糖
2. アスピリン
3. アドレナリン
4. 乳酸リンゲル液
5. 消毒用エタノール

選択肢はいずれも救急救命士が取り扱う可能性があるものである。アドレナリン、ブドウ糖、乳酸リンゲル液は救急救命処置のなかでも特定行為として用いられるが〔テキスト第10版p.262-263：表Ⅲ-1-14〕、そのなかで劇物指定はアドレナリンのみである〔同p.200-202：図Ⅱ-3-2〕。アスピリンは総合感冒薬で、解熱・鎮痛薬として市販されている〔同p.798〕。また、消毒用エタノールは近年の新型コロナウイルス感染症の流行で薬局ばかりでなく、随所で購入できる。　**3**

19　健常成人において大量出血の早期に増加するのはどれか。1つ選べ。

1．尿　量
2．心拍数
3．心拍出量
4．収縮期血圧
5．静脈還流量

[解答・解説]
　出血量に応じて出現する症状は異なるため，それら異なる症状を見逃さず早期に対応することが重要である。進行する出血では血管内の血流量が減少するため，心臓へ戻る血液（静脈還流量）は早期に減少する。そして，1回拍出量は減少するため，心拍出量（1分あたりの総量）を保つ目的で心拍数は増加する。躯幹における重要臓器のほうへ血液再配分させるために，上下肢の末梢血管は収縮する。そのため，末梢血管抵抗は上昇するため拡張期血圧上昇をもたらす。それでもなお出血が持続すると，収縮期血圧低下，尿量減少をきたす。〔テキスト第10版 p.705-706〕　　　　**2**

20　心臓のポンプ機能が失われているのはどれか。1つ選べ。

1．心房細動
2．無脈性心室頻拍
3．3度房室ブロック
4．発作性上室性頻拍
5．多源性心室期外収縮

　心房細動は脳梗塞の原因として重要である。心房の無秩序な頻回の収縮（絶対性不整脈）であるが，循環動態は保たれる。発作性上室頻拍〔テキスト第10版 p.576：図Ⅲ-5-11〕は心房細動と異なり，R-R間隔（脈拍のリズム）は一定であり，発作的に頻拍が起こり突然終わる。3度房室ブロックとは心房と心室の収縮は規則的であるが，心房，心室それぞれが無関連に別個の収縮をきたしているものである。早晩，心停止の危険性もあるため，早期のペースメーカー装着の適応である〔同 p.574，579：図Ⅲ-5-22〕。多源性心室期外収縮〔同 p.579：図Ⅲ-5-26〕は心室細動に移行しやすい。3度房室ブロックとともに危険な不整脈であるが，心停止の状態ではない。無脈性心室頻拍は「意識がない→頸動脈を触れない（無脈）＝心停止」である。〔同 p.573〕　　　　**2**

21 頭蓋内圧を上昇させる因子はどれか。1つ選べ。

　　1．頻　脈

　　2．低換気

　　3．低体温

　　4．半坐位

　　5．頸部中間位

脳実質は頭蓋骨という閉鎖空間の中に存在するため，頭蓋内圧の亢進にて容易に脳障害や生命危機をもたらす。頭蓋内圧亢進のサインであるクッシング徴候（血圧上昇と徐脈）は覚える。咳嗽，痙攣，低酸素血症，低換気による高二酸化炭素血症，頭低位または頸部の屈曲・圧迫などが頭蓋内圧亢進の原因となる。そのため，セミファウラー位や補助換気にて過換気を行い，高二酸化炭素血症の改善を心がける。〔テキスト第10版 p. 471-473：表Ⅲ-3-9〕　　**2**

22 腹痛を訴える傷病者にみられる徴候で、緊急開腹手術が必要となる可能性が最も高いのはどれか。1つ選べ。

　　1．嘔　吐

　　2．吐　血

　　3．黄　疸

　　4．腹部膨満

　　5．筋性防御

腹痛を訴えて緊急開腹術を要する最多のものは「腹膜炎」である。腹膜炎の重要所見は，発熱と腹膜刺激症状（筋性防御と反跳痛）を認めることである。筋性防御（デファンス）とは，腹部を触診に際し傷病者の腹壁が無意識的に緊張して硬くなっている状態（板状硬）である。また反跳痛（ブルンベルグ徴候）とは，腹部触診した際に，圧迫した手を離した瞬間に圧迫時より強い痛みを訴えるものである。腹部膨満は大量腹水や消化管ガス貯留などで起こり得るが，腹膜刺激症状がなければ，それだけですぐに緊急手術とはならない。〔テキスト第10版 p. 317-318〕　　**5**

23　対麻痺の原因となる障害部位はどれか。1つ選べ。
　　1．側頭葉
　　2．橋
　　3．小　脳
　　4．延　髄
　　5．胸　髄

対麻痺とは脊髄のある高さ以下における両側性の麻痺である〔テキスト第10版p.547〕。したがって頸髄の損傷では上下肢の麻痺（四肢麻痺）になるが，胸髄・腰髄レベルでは下半身の麻痺（対麻痺）となる。同p.322：図Ⅲ-2-10の麻痺の種類と名称は確実に覚える。小脳が障害部位の場合は協調運動障害のような運動失調が起こる〔同p.323〕。側頭葉の障害では記憶障害，情動異常をきたす〔同p.80：図Ⅱ-1-40〕。中脳，橋，延髄を総称して脳幹というが，この部位は意識，呼吸，循環をつかさどる中枢である〔同p.80-82, 475〕。したがって，この部位の障害ではしばしば生命がおびやかされる〔同p.322-323：図Ⅲ-2-10, p.503：表Ⅲ-4-16〕。　　　　　　**5**

24　吸気性の喘鳴を特徴とする疾患はどれか。1つ選べ。
　　1．肺　炎
　　2．肺気腫
　　3．気管支喘息
　　4．急性喉頭蓋炎
　　5．慢性気管支炎

吸気性または呼気性の喘鳴などの呼吸雑音を聴取する場合の問題は頻出である。キーワードとして「吸気時の呼吸性雑音，喘鳴」＝「吸気性呼吸困難」＝「吸気時間の延長」があったら「上気道の病変」であり，逆に「呼気時の呼吸性雑音」＝「呼気性呼吸困難」＝「呼気時間の延長」があったら「下気道の病変」と認識する。したがって，4．以外はすべて下気道病変であり，呼気時のエピソードがみられる。4．喉頭蓋は上気道に位置しているため，急性喉頭蓋炎では吸気性喘鳴をきたす。本疾患はインフルエンザ桿菌による感染症で，犬吠様咳嗽を特徴とする。喉頭蓋の炎症性浮腫のため，吸気性呼吸困難は強く窒息の危険もある。〔テキスト第10版p.305, 316-317, 513, 652：表Ⅲ-5-39〕　　**4**

25 アナフィラキシーに特徴的な皮膚所見はどれか。 1つ選べ。

1．黄　疸
2．紫　斑
3．紅　潮
4．水　疱
5．点状出血

　アナフィラキシーも頻出問題。IgE が関与する即時型アレルギー反応である。抗原曝露2回目以降がより重症といわれるが，初回でも重篤なこともある。また，抗原曝露直後から症状が発現した場合は重篤化しやすい。そのため，アナフィラキシーを既往にもつ者に対してエピペン®キットを携帯させ，現場ですぐに自身で（あるいは学校職員などが）注射する体制が確立されている。症状は上気道病変の場合，喉頭浮腫が起こり，窒息の原因ともなる。また下気道病変の場合は喘息様の発作を起こすこともある。全身の末梢血管は拡張するため，全身皮膚は紅潮し，時に蕁麻疹様の膨疹をきたす場合もある。重篤な場合，血圧は低下しショック状態となる。通常のショックと異なり皮膚冷感はなく，ショック分類のなかではアナフィラキシーと敗血症性ショックは皮膚温が温かい。〔テキスト第10版 p.469, 619-621〕　　　**3**

26 心タンポナーデを疑う所見はどれか。1つ選べ。

1．顔面紅潮
2．チアノーゼ
3．泡沫状の痰
4．頸静脈の怒張
5．呼吸音の左右差

　心タンポナーデも頻出問題である。心臓は，心嚢という伸展性に乏しい袋状のものの中で拍動している。したがって，心嚢内に血液などの液体が貯留することによって，心臓は拡張障害をきたす。この際のショックは心外閉塞・拘束性ショックに分類される。原因としては外傷や心筋梗塞後の心破裂，また急性大動脈解離（スタンフォードA型）〔テキスト第10版 p.582：図Ⅲ-5-34〕などである。また症状は，顔面蒼白，冷汗，頻脈に加えて，特徴的なベックの三徴（動脈圧低下，外頸静脈怒張，心音減弱）がみられることもある。また，吸気時に収縮期血圧が10mmHg以上低下するものを奇脈〔同 p.309-310：図Ⅲ-2-3〕というが，現場でショック状態の際に触診で奇脈を確認するのは難しい。〔同 p.468，734〕

4

27 前頭蓋底骨折を疑う徴候はどれか。1つ選べ。

1．バレー徴候
2．マーフィー徴候
3．クッシング徴候
4．パンダの眼徴候
5．ブルンベルグ徴候

　頭蓋底骨折のときの徴候も頻出である。中頭蓋底骨折の場合，耳介後部の皮下出血〔テキスト第10版 p.718：写真Ⅲ-6-12〕をバトル徴候といい，前頭蓋底骨折の際の眼瞼周囲の皮下出血〔同 p.718：写真Ⅲ-6-13〕をパンダの眼徴候（ブラックアイ）という。どちらも受傷後数時間が経過して出現するため受傷現場にて確認されることはほとんどない〔同 p.720〕。バレー徴候〔同 p.326〕は運動麻痺の左右差の確認に，マーフィー徴候〔同 p.596〕は胆嚢炎などの場合，右季肋部触診時に深呼吸をさせると疼痛で吸気を中断してしまうことである。ブルンベルグ徴候〔同 p.318〕は腹膜刺激症状であり，クッシング徴候〔同 p.472〕は頭蓋内圧亢進の際のサインである。これら名前のついた徴候は出題しやすいので確実に覚える。　　　　**4**

28 先端が鈍な棒状の物体が刺さってできた損傷はどれか。1つ選べ。

1．切　創
2．刺　創
3．杙　創
4．割　創
5．裂　創

　外傷における損傷形態は，医療機関への報告のため共通言語として確実に覚える。切創，刺創は先端が刃物状のものか，先端が鋭利なものによる。割創は，斧などの重い鈍器で叩き切られた創をいう。裂創とはまさに皮膚が裂けたような創であり，体表の捻れや過伸展によるものである。杙創とは刺創のような受傷形態であるが，杭や鉄筋など先端が鈍である棒状物体が刺さる受傷形態である。〔テキスト第10版 p.695-697：写真Ⅲ-6-1〜8〕　　　　**3**

29　成人の右下肢全体にⅢ度熱傷がある。9の法則で算定した熱傷面積（％）はどれか。1つ選べ。

1．9
2．13.5
3．18
4．22.5
5．27

30　両側の瞳孔散大を特徴とする中毒原因物質はどれか。1つ選べ。

1．覚醒剤
2．サリン
3．モルヒネ
4．有機リン
5．アセトアミノフェン

C

1　82歳の女性。介護施設入所中。突然卒倒し職員が救急要請した。通報者に口頭指導を行い、現場到着時バイスタンダーによる胸骨圧迫が行われていた。

　救急隊到着時観察所見：意識 JCS300。呼吸はない。頸動脈の拍動を触知しない。初期心電図モニター波形（別冊 No. 1(A)）を示す。心肺蘇生を行いながら、アドレナリン投与の指示要請を行い、実施の指示を得た。静脈路確保、資器材を準備した後、心電図モニターを観察すると（別冊 No. 1(B)）の波形を確認した。

　次に行うのはどれか。1つ選べ。

1．胸骨圧迫
2．電気ショック
3．頸動脈拍動確認
4．アドレナリン1mg投与
5．MC指示医師に波形を報告

```
別　冊
No. 1
心電図モニター波形
```

2　40歳の男性。自動車運転中にガードレールに衝突し、目撃した通行人が救急要請した。

　救急隊到着時観察所見：意識 JCS 1。呼吸数24/分。脈拍96/分、整。血圧120/96mmHg。SpO₂値94％。皮膚の湿潤と冷感および前額部挫創からの出血を認める。

　この傷病者の緊急度判断において最も重要な症候はどれか。1つ選べ。

1．意識 JCS 1
2．呼吸数24/分
3．脈拍96/分
4．皮膚の湿潤と冷感
5．前額部挫創からの出血

3 80歳の男性。大量に下血したため家族が救急要請した。

救急隊到着時観察所見：意識 JCS100。呼吸数12/分。脈拍144/分。血圧は測定できない。心電図モニター装着後に反応が消失した。自発呼吸を認めず、頸動脈の拍動も触知しない。その際の心電図モニター波形（別冊 No. 2）を示す。

まず行うべき処置はどれか。1つ選べ。

1．除細動
2．胸骨圧迫
3．酸素投与
4．人工呼吸
5．静脈路確保

別　冊
No. 2
心電図モニター波形

4 85歳の男性。数日前から労作時に息切れがあり、本日夜間呼吸困難を訴えたため家族が救急要請した。

救急隊到着時観察所見：意識 JCS 1。呼吸数28/分、喘鳴を認める。脈拍120/分、不整。血圧 170/100mmHg。SpO$_2$ 値75%。椅子に腰かけていて、顔面チアノーゼと頸静脈怒張とを認める。心筋梗塞の既往があるという。

直ちにリザーバ付きマスクによる酸素10L/分投与するも呼吸状態改善されず、意識が JCS10 に低下した。

救急隊の次に行う処置として適切なのはどれか。1つ選べ。

1．血糖値の測定
2．静脈路確保の指示要請
3．仰臥位による体位管理
4．経口エアウエイによる気道確保
5．リザーバ付きバッグ・バルブ・マスクによる補助換気

[解答・解説]

心電図モニター装着後に反応が消失し，自発呼吸および頸動脈の拍動なしを確認した。心肺停止状態である。心電図モニター波形（図）は，QRS波形を認め，無脈性電気活動（PEA）である。直ちに胸骨圧迫を開始する。続いてバッグ・バルブ・マスク（BVM）を用いて人工呼吸を行う。その際には，併せて酸素を投与する。電気ショック適応波形ではないため，除細動を目的とした電気ショックの必要はない。医師から静脈路確保とアドレナリン投与の指示を得れば，静脈路確保などを行う。〔テキスト第10版 p. 424〕　**2**

心筋梗塞の既往のある高齢の傷病者が，数日前から労作時に息切れを認め，夜間に呼吸困難を訴えている。心不全の急性増悪を疑う。椅子に腰かけ起坐位であること，頻呼吸，頻脈，SpO$_2$値の低下，頸静脈怒張も心不全を疑う根拠となる。心不全から生じる呼吸不全に対して，リザーバ付きマスクにより高流量酸素投与を行うも，呼吸状態は改善しない。傷病者自身による呼吸努力だけでは改善困難と判断し，バッグ・バルブ・マスク（BVM）を用いた補助換気を行う必要がある。

低血糖などを疑う状況ではない。標準的なプロトコールでは静脈路確保の適応とはならない。起坐呼吸を呈しており，仰臥位による体位管理は適切ではない。意識レベルはJCS 1であり，経口エアウエイによる気道確保は不要である。〔テキスト第10版 p. 372〕　**5**

5 48歳の女性。息子と口論中、呼吸困難を訴え息子が救急要請した。

救急隊到着時観察所見：意識 JCS 1。呼吸数36/分。脈拍80/分、整。血圧102/62mmHg。SpO$_2$値100％。口唇部に軽度しびれを訴える。手の状態の写真（別冊 No. 3）を示す。

この傷病者への適切な対応はどれか。1つ選べ。

1．下顎を挙上する。
2．補助換気をする。
3．ショック体位にする。
4．高濃度酸素を投与する。
5．ゆっくりとした呼吸を促す。

```
┌──────────────┐
│   別  冊     │
│   No. 3      │
│   写  真     │
└──────────────┘
```

[解答・解説]

　口論中に出現した呼吸困難，頻呼吸，口唇部の軽度のしびれ，「助産師の手」と呼ばれる特徴的な所見（写真）から過換気症候群を疑う。過換気症候群では，精神的不安や極度の緊張などを誘因として過換気発作が生じ，PaCO$_2$が低下して呼吸性アルカローシスになる。その結果，血中カルシウムイオン濃度が低下し，筋肉の収縮や弛緩が障害された結果，「助産師の手」が生じるとされる。

　上気道の閉塞が生じる状況ではなく，下顎挙上は不要である。過換気状態であるため補助換気は不要である。ショック体位が必要となる状況ではない。SpO$_2$値は100％であり，高濃度酸素投与の必要はない。〔テキスト第10版 p. 565-566〕　**5**

6　65歳の男性。30分前から胸痛が出現したため救急要請した。

救急隊到着時観察所見：意識 JCS 1。呼吸数32/分。脈拍140/分。血圧90/48mmHg。体温36.0℃。SpO$_2$値90％で、高濃度酸素投与下で96％。起坐呼吸で、全身に冷汗を認める。心電図モニター波形（別冊 No. 4）を示す。

まず行うべき処置はどれか。1つ選べ。

1．気道を確保する。
2．補助換気を行う。
3．ショック体位にする。
4．除細動パッドを装着する。
5．静脈路確保及び輸液の指示要請を行う。

```
┌─────────────────┐
│   別　冊        │
│   No. 4        │
│ 心電図モニター波形 │
└─────────────────┘
```

[解答・解説]

中高齢者に30分以上の胸痛が生じ、頻呼吸、頻脈、血圧低下、SpO$_2$値低下、起坐呼吸、冷汗を伴っている。心電図モニター波形では、STの上昇（下図の矢印）を認める。急性心筋梗塞を疑う状況である。幅広いQRSを伴う心室期外収縮（破線の囲み）を疑う波形もある。致死性不整脈の出現に対応できるよう除細動パッドを装着する。

意識レベルなどからすると、気道閉塞が生じている状況ではなく気道確保は不要である。高濃度酸素投与によりSpO$_2$値が96％まで上昇しており、補助換気の必要性は高くない。傷病者は起坐呼吸の状態であり、ショック体位は適切でない。ショック状態ではあるものの、心原性を疑う状況であり、標準的なプロトコールでは静脈路確保の適応とはならない。〔テキスト第10版 p.569-571〕

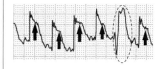

4

7　2歳の女児。突然の啼泣と嘔吐のため、家族が救急要請した。

救急隊到着時観察所見：意識清明。呼吸数36/分。顔色不良を認める。おむつには粘液と血液が混じった便を認める。

この傷病者に最も疑われる疾患はどれか。1つ選べ。

1．腸重積
2．急性胃腸炎
3．急性虫垂炎
4．鼠径ヘルニア
5．ノロウイルス感染症

生後6カ月～3歳の小児に、突然の啼泣（腹痛）と嘔吐、粘液と血液が混じった便（粘血便）を認める場合は腸重積症を疑う。腹痛（啼泣）は間欠的に生じるのが特徴の1つである。粘血便はイチゴゼリー状と表現される。腹部の触診では、腸重積をきたした部分をソーセージ様の腫瘤として、時に触知する。痛みによる顔面蒼白も本症に特徴的な症状である。〔テキスト第10版 p.535, 653〕　**1**

8 82歳の男性。施設内の廊下で誤って転倒し、後頭部を打撲した。意識消失はなく、転倒後もいつもと同じ様子であったが、心配した職員が救急要請した。

救急隊到着時観察所見：意識清明。呼吸数20/分。脈拍92/分、不整。血圧140/88mmHg。SpO$_2$値95％。後頭部に鶏卵大の皮下血腫を認めるが、本人は大丈夫だといって救急搬送を拒否している。心房細動の既往があり、抗凝固薬を服用している。

この傷病者に搬送を強く勧める理由として適切なのはどれか。1つ選べ。

1．82歳
2．血圧140/88mmHg
3．SpO$_2$値95％
4．皮下血腫
5．抗凝固薬の服用

9 25歳の男性。乗用車運転中に電柱に衝突し受傷したため救急要請した。

救急隊到着時観察所見：意識JCS 3。呼吸数32/分。脈拍124/分。血圧60mmHg（触診）。頸静脈の怒張を認め、呼吸音の左右差はない。皮下気腫は認めない。四肢の動きは認められる。

この傷病者のショックの分類として最も考えられるのはどれか。1つ選べ。

1．神経原性ショック
2．敗血症性ショック
3．心外閉塞・拘束性ショック
4．循環血液量減少性ショック
5．アナフィラキシーショック

10　78歳の女性。7月某日、エアコンのない室内で倒れている所を友人が発見し救急要請した。

　救急隊到着時観察所見：意識 JCS 1。呼吸数20/分。脈拍92/分、整。血圧100/50mmHg。体温39.0℃。SpO₂値99％。頭痛と全身倦怠感とを訴える。皮膚は乾燥している。構音障害を認める。

　この傷病者をⅢ度熱中症と判断しうる観察所見はどれか。1つ選べ。

1．呼吸数
2．脈　拍
3．頭　痛
4．構音障害
5．全身倦怠感

[解答・解説]
　熱中症の重症度についてⅢ度と判断する根拠を問われている。夏季にエアコンのない室内で倒れており、体温は39.0℃である。熱中症を疑う状況である。Ⅲ度熱中症は、入院治療、場合によっては集中治療室(ICU)管理が必要となる状況であって、その目安は、①意識障害、小脳失調、痙攣などの中枢神経症状、②肝・腎機能障害、③血液凝固異常のいずれかである。「構音障害」は、中枢神経症状に該当する。
　頭痛、全身倦怠感は、Ⅱ度に該当する。熱中症の重症度基準に呼吸数、脈拍は直接関与しない。〔テキスト第10版 p. 815-820〕
　　　　　　　　　　　　　4

D

1　51歳の女性。ステーキ店で食事中、突然、喉を押さえながら苦しみだし卒倒したため、目撃者が救急要請した。

　目撃者が口頭指導により胸骨圧迫を実施し、AED が装着されていた。

　救急隊現場到着時、目撃者による胸骨圧迫が行われており、傷病者の反応はなく、口腔内から肉片が出ているのを認める。

　次に行う対応はどれか。1つ選べ。

1．呼吸・脈拍の確認
2．通報者への状況聴取
3．気管内チューブの準備
4．喉頭鏡・マギール鉗子による異物除去
5．装着されている AED から救急隊 AED への変更

[解答・解説]

　窒息の処置を問う設問。救急隊到着時、傷病者は意識がなく、すでにバイスタンダーによる胸骨圧迫が開始されている。通報内容から明らかに窒息であるが、心肺停止の場合は心肺蘇生法を継続して行う必要があるので、まず呼吸・脈拍を確認する（選択肢1）。この際、喉頭展開するまでもなく口腔内に異物を視認できる場合は、吸引や指拭法を試みてもよい。バイスタンダーによる胸骨圧迫が正しく行われていると判断した場合は、救急隊の準備が整うまで、バイスタンダーに胸骨圧迫を継続するよう依頼する（選択肢2）。救急隊 AED への変更は、すでに装着されている AED による心電図解析・除細動の後で行う（選択肢5）。人工呼吸が困難な場合は、喉頭鏡とマギール鉗子による異物除去を行う（選択肢4）。呼吸・脈がない場合は気管挿管を考慮する（選択肢3）。〔テキスト第10版 p.809-810〕　　**1**

2 70歳の男性。「夫が咳とともに血を吐いている。」と妻が救急要請した。

　救急隊到着時観察所見：意識 JCS10。呼吸数24/分。脈拍76/分、整。血圧128/74mmHg。SpO₂値92％。病院への搬送中、咳込んで鮮紅色の血痰を喀出している。最近は全身倦怠、微熱および体重減少があったという。

　搬送後の対応について正しいのはどれか。1つ選べ。

1．リネン類は浸水後に業者に出す。
2．使用後のガーゼ等は焼却処分する。
3．車内に消毒用エタノールを噴霧する。
4．車内を次亜塩素酸ナトリウム溶液で消毒する。
5．車内をグルコン酸クロルヘキシジンで消毒する。

[解答・解説]

　資器材と車内の消毒・清拭方法を判断する設問。傷病者は咳に伴って鮮紅色の血痰を喀出しているため，喀血と判断する。微熱と全身倦怠感から結核を疑う。搬送後は車内の換気を行う。体液や血液で汚染された感染性リネンは，ビニール袋に密閉して感染性リネンとしてクリーニングに出す（選択肢1）。汚染されていなければ通常の洗濯でよい。使用後のガーゼは感染性廃棄物容器に廃棄する（選択肢2）。車内で汚染された箇所は，水拭きをした後，次亜塩素酸ナトリウムで清拭を行う（選択肢4，5）。金属部分は消毒用エタノールで清拭を行う。消毒薬の車内への噴霧・燻蒸は感染防止効果がないばかりか，生体に有害なので絶対に行ってはならない（選択肢3）。詳細は「救急隊の感染防止対策マニュアル ver.2.1」を参照すること。
〔テキスト第10版 p.288-290〕**4**

3 救急隊員として次の活動を行った。傷病者は22歳の女性。自転車に乗り交差点を青信号で直進中に信号無視の乗用車にはねられた。現場到着時、頭部に挫創はあったが、意識 JCS 1、呼吸、脈拍、血圧は安定していた。二次救急医療機関を選定し搬送を開始したが、意識 JCS200に低下したため、三次救急医療機関に選定を切り替え搬送した。

翌日ニュースでその傷病者の死亡を知った。その2日後から搬送中のことを思い出して夜もよく眠れず、交通事故傷病者の対応中ドキドキして仕事に身が入らなくなった。それ以降しばらくそのような症状が続いたが、2週間後には落ち着き集中力も回復した。

この救急隊員の症状として最も考えられるのはどれか。1つ選べ。

1．パニック障害
2．急性ストレス障害
3．急性型の心的外傷後ストレス障害
4．慢性型の心的外傷後ストレス障害
5．遅発型の心的外傷後ストレス障害

4 20代の男性。乗用車運転中に停車していた大型トラックに後方から追突して受傷し、通行人が救急要請した。

救急隊到着時観察所見：呼びかけに反応するが不穏である。呼吸は早くゴロゴロ音を聴取する。橈骨動脈は触れるが頻脈である。顔面に図（別冊 No. 5）のような損傷を認める。

直ちに行う対応はどれか。**2つ選べ**。

1．頭部挙上
2．頸椎保護
3．補助換気
4．気道の確保
5．眼瞼結膜の観察

別冊
No. 5
図

5 18歳の男性。夜食を食べている際、急に意識を失ったため、家族が救急要請した。

救急隊到着時観察所見：意識清明。呼吸数16/分。脈拍72/分、整。SpO$_2$値98％。特に症状を訴えない。搬送中の心電図モニター波形（別冊 No. 6）を示す。

この病態の特徴はどれか。1つ選べ。

1．女性に多い。
2．家族歴は重要でない。
3．突然死のリスクは低い。
4．薬剤は原因とならない。
5．QT延長症候群により心室頻拍をおこす。

```
別　冊
No. 6
心電図モニター波形
```

6 50歳の男性。亜硝酸塩を含む肥料を生産する工場で作業中、呼吸困難が出現したため、同僚が救急要請した。

救急隊到着時観察所見：意識清明。呼吸数32/分。脈拍112/分、整。SpO$_2$値92％。口唇や爪先にチアノーゼを認める。工場の産業医からメトヘモグロビン血症の可能性があるといわれた。

正しいのはどれか。1つ選べ。

1．酸素投与は必要ない。
2．肺の傷害が起きている。
3．他の作業員に影響はない。
4．SpO$_2$値は酸素飽和度を反映しない。
5．直ちに二次救急医療機関へ搬送する。

[解答・解説]

失神の原因を判断する設問。傷病者の意識およびバイタルサインはいずれも重症度・緊急度判断基準で中等症以下である。心電図の心拍数はおよそ130/分で観察所見（72/分）と著しく異なっているので理由が気になるが、波形はR-R間隔の中点よりも右にT波があるのでQTが延長している。先天性QT延長症候群の1つであるロマノ・ワード症候群は常染色体優性（顕性）遺伝で、家族歴がある（選択肢2）。男女比に差はない（選択肢1）。QT延長症候群はトルサードドポアンツ型の心室頻拍や心室細動を生じやすく、失神や痙攣の原因となるほか、突然死の危険がある（選択肢3、5）。抗精神病薬は副作用としてQT延長を生じる（選択肢4）。〔テキスト第10版 p.574〕 **5**

メトヘモグロビン血症の病態と処置を問う設問。亜硝酸薬の副作用として、あるいはナフタレン中毒でも生じる。薬理作用は、シアン中毒の治療薬である亜硝酸ナトリウム（亜硝酸アミル）の作用として記載がある。血中の過剰な亜硝酸は、赤血球のヘム鉄を2価から3価へ酸化するため、酸素が結合できなくなって内窒息（血管内窒息）を生じる（選択肢2）。傷病者はチアノーゼを生じて呼吸困難を訴え、呼吸が促迫する。高濃度酸素投与を行う（選択肢1）。SpO$_2$値も次第に低下するが、下限は85％で重症度を反映しない（選択肢4）。メチレンブルーを投与すれば比較的短時間で軽快するが、中毒や化学損傷は三次救急医療機関に搬送したほうがよい（選択肢5）。同様の症状を訴えている同僚がいないかどうかを必ず確認する（選択肢3）。〔テキスト第10版 p.207, 800〕 **4**

7 80代の女性。心疾患で治療中である。呼吸困難を訴えたため家族が救急要請した。

救急隊到着時観察所見：意識 JCS 3。呼吸数32/分。脈拍84/分、整。血圧150/100mmHg。体温35.5℃。SpO$_2$値86％（室内気）。両下肢に浮腫を認める。リザーバ付きフェイスマスクで酸素投与（10L/分）を開始した。救急隊到着時の心電図モニター波形（別冊 No. 7）を示す。

この傷病者について正しいのはどれか。1つ選べ。

1．洞調律である。
2．除細動が必要である。
3．気道確保が必要である。
4．致死性不整脈に移行しやすい。
5．左鎖骨下胸壁に膨らみを認める。

```
別　冊
No. 7
心電図モニター波形
```

［解答・解説］
呼吸困難の病態を判断する設問。傷病者の呼吸数および SpO$_2$値は重症度・緊急度判断基準で重症以上の所見である。直ちに高濃度酸素投与を行う。気道確保が必要かどうかは酸素投与後に判断する（選択肢3）。心疾患で治療中であること，両下肢に浮腫があることから，慢性心不全の急性増悪を生じた可能性が高い。心電図は幅の広い下向きの QRS 波と，上向き（反対向き）の T 波を認めるので心室調律である（選択肢1）。心拍数は90/分で規則正しい。QRS 波の直前にスパイクがあるのでペースメーカー波形である（選択肢2，4）。モードは VVI（心室ペーシング D，心室感知 D，自己収縮で抑制 I）であろう。ジェネレーターが皮下に埋め込まれているはずなので，前胸部（まれに腹部）に5×5×1 cm 程度の盛り上がりがある（選択肢5）。〔テキスト第10版 p. 580-581：図Ⅲ-5-32, 33〕　**5**

8 60歳の男性。ショッピングモール内で突然倒れたため、目撃者が救急要請した。

救急隊到着時、バイスタンダー CPR あり、AED が装着され、電気ショックは3回実施済みであった。救急隊接触時 CPA で心電図波形は心室細動、除細動を行うと脈拍を触知するようになった。呼吸数6/分で浅い。

この傷病者に対する処置で正しいのはどれか。**2つ選べ**。

1．回復体位で搬送する。
2．気管挿管の指示要請を行う。
3．除細動器のパッドを貼付したまま搬送する。
4．バッグ・バルブ・マスクで補助換気を行う。
5．アドレナリン投与のための静脈路確保の指示要請を行う。

心肺停止傷病者の自己心拍再開（ROSC）後の処置を問う設問。傷病者は脈拍を触知するが、呼吸数は6/分で浅い。胸骨圧迫は中止するが、分時換気量は不足しているためバッグ・バルブ・マスクによる補助換気を行う（選択肢4）。傷病者は再び心肺停止となる可能性があるので仰臥位で搬送する（選択肢1）。除細動に備えて除細動パッドは貼付したままにする（選択肢3）。自発呼吸があるので気管挿管の適応はない（選択肢2）。自発呼吸、脈ともに認めるので、心肺停止後の静脈路確保（アドレナリン投与）の適応はない（選択肢5）。〔テキスト第10版 p. 422-423：図Ⅲ-2-71〕　**3と4**

9　34歳の男性。ハイキング中にハチに刺され、同部の腫脹と激痛を来したため友人が救急要請した。

救急隊到着時観察所見：意識JCS10。呼吸数28/分。脈拍124/分、整。血圧70mmHg（触診）。SpO₂値88％（室内気）。皮膚は紅潮し、高度の気道狭窄音を聴取する。自己注射用アドレナリンを所持している。

この傷病者にまず行うべき対応はどれか。1つ選べ。

1．半坐位
2．エアウエイ挿入
3．自己注射用アドレナリン投与
4．バッグ・バルブ・マスク換気
5．静脈路確保及び輸液の指示要請

[解答・解説]

アナフィラキシーの処置を問う設問。傷病者の脈拍，血圧，SpO₂値は重症度・緊急度判断基準で重症以上である。高濃度酸素投与を行う。補助換気が必要かどうかは酸素投与後に判断する（選択肢4）。『アナフィラキシーガイドライン2022』では，皮膚・粘膜症状がある場合，①ショック，②窒息，③消化管症状のいずれかがあれば，アレルゲンへの曝露を問わず，アナフィラキシーと判断する。直ちに自己注射用アドレナリンを投与する（選択肢3）。同ガイドラインでは，アナフィラキシー傷病者は原則として仰臥位（またはショック体位）で管理する（選択肢1）。声門・声帯浮腫による気道狭窄はエアウエイを挿入しても改善しない（選択肢2）。血液分布異常性ショックを生じるため輸液の適応はあるが，直ちに行う処置ではない（選択肢5）。〔テキスト第10版 p.621〕

3

10　75歳の女性。家族から意識がないとの通報を受け救急隊が到着した。

救急隊到着時観察所見：呼びかけに反応が無く、呼吸はないが、頸動脈は触知した。

この傷病者の処置に必要な資器材はどれか。1つ選べ。

1．AED
2．気管内チューブ
3．自動式心マッサージ器
4．リザーバ付き酸素マスク
5．バッグ・バルブ・マスク

意識を失った傷病者に対する処置を判断する設問。初期評価で傷病者の反応がないと判断した場合は，気道確保を行って呼吸の有無を確認する。同時に，頸動脈の触知を行って脈の有無を確認する。傷病者には呼吸がないので，バッグ・バルブ・マスクによる人工呼吸を開始する（選択肢4，5）。一方，脈を触知するので，胸骨圧迫（選択肢3）および気管挿管の適応はない（選択肢2）。心電図で心室頻拍や致死性不整脈を認める場合は，除細動パッドを貼付して除細動に備える（選択肢1）。〔テキスト第10版 p.420-421：図Ⅲ-2-70〕

5

11 あなたは通信指令員である。路上で老人が倒れていて声をか
けても全く反応がないとの携帯電話からの救急要請が若い女性
から入った。周囲には全く人影がないという。あなたは次のよ
うに通話した。

「すでに救急車の手配は行いました。救命処置をしていただ
きたいので携帯電話をスピーカーモードにしてください。胸と
腹の動きを見て呼吸しているか確認してください。（A）　呼吸
しているかわからなければすぐに胸骨圧迫をしてください。
（B）　人工呼吸は行わなくても構いません。胸骨圧迫のみ続け
てください。（C）　胸骨圧迫は1秒間に2回のテンポで行って
ください。（D）　胸骨圧迫は2分毎に中断して声をかけ反応が
あるか確認してください。（E）　まもなく救急隊が着きます。」

口頭指導として**適切でない**のはどれか。1つ選べ。

1．A
2．B
3．C
4．D
5．E

[解答・解説]

　バイスタンダーに対する口頭
指導を判断する設問。肩を叩い
て大声で呼びかけても反応がな
い場合は，まず大声で応援を呼
ぶか，救急通報を行う。傷病者
が呼吸をしているかどうか，胸
腹部の動きを見て判断する（選
択肢1）。わからない場合は呼
吸なしと判断する。呼吸がな
い・わからない場合は，直ちに
胸骨圧迫を開始する（選択肢
2）。一般市民による心肺蘇生
法では脈の触知はしない。胸骨
圧迫は強く（5～6cm）・早く
（100～120/分）・絶え間なく行
う（選択肢4）。傷病者に自発的
な動き（四肢を動かす，開眼す
る，顔をしかめるなど）がなけ
れば，胸骨圧迫を継続する（選
択肢5）。可能な場合は30：2
で人工呼吸を行うが，できない
状況や，慣れていない場合は胸
骨圧迫のみを行う（選択肢3）。
〔テキスト第10版 p.246，420-
421：図Ⅲ-2-70〕　　　**5**

12　80歳の男性。呼吸困難のため妻が救急要請した。

　　救急隊到着時観察所見：意識 JCS30。呼吸数36/分。脈拍100/分、整。血圧168/92mmHg。SpO$_2$値90％。努力呼吸が著明なため酸素投与を行った。

　　傷病者は肺癌と骨転移のため入院して緩和治療を受けていたが「最期は家で過ごしたい。」と強く希望し、２か月前に退院し、在宅医療を受けている。家で看取るつもりだったが、あまりにも息苦しそうだったので救急要請したという。本人との二人暮らしとのことである。

　　救急隊が優先して実施すべき対応はどれか。１つ選べ。

　　1．妻以外の家族を探す。
　　2．MC 医師に助言要請を行う。
　　3．主治医に連絡し判断を問う。
　　4．ケアマネジャーに連絡する。
　　5．救命救急センターに搬送する。

[解答・解説]
　余命数カ月の時期を終末期，終末期の QOL（quality of life）を向上させるために行う医療を終末期医療という。地域包括ケアの促進やアドバンス・ケア・プランニングなどの取り組みによって，自宅や介護施設で終末期を迎える高齢者が増えてきた。一方，疼痛や呼吸困難など，病態の急性増悪に対する終末期医療の取り組みはいまだ不十分であり，傷病者と家族，救急隊，医療機関との間に混乱を生じている。苦痛のあまり傷病者・家族が救急通報することも珍しくない。処置に関しては傷病者の意思を尊重する（選択肢1）が，家族とも相談したうえで，救急隊は苦痛を緩和する処置を行い，侵襲的な処置を避け，終末期医療に責任を負う主治医の指示を受ける（選択肢3）。MC（メディカルコントロール）医師や救命救急センター，ケアマネジャーは終末期医療の責任を負えない（選択肢2，4，5）。〔テキスト第10版 p. 429-435〕
　　　　　　　　　　　　3

13　30歳の女性。３日前にアセトアミノフェン含有の解熱鎮痛剤を大量服用した。その後腹痛と悪心とを発症し、症状が増悪したため救急要請した。

　　救急隊到着時観察所見：意識清明。呼吸数24/分。脈拍100/分、整。血圧110/68mmHg。体温36.3℃。SpO$_2$値99％。腹膜刺激症状はない。

　　この傷病で障害される可能性の高い臓器はどれか。１つ選べ。

　　1．脳
　　2．肺
　　3．心　臓
　　4．肝　臓
　　5．腎　臓

　アセトアミノフェンによる急性中毒の病態を問う設問。傷病者の意識およびバイタルサインは中等症以下である。アセトアミノフェンは常用量では肝臓でグルクロン酸抱合を受けて胆汁に排泄されるが，過剰量を摂取するとチトクロム P450代謝系による代謝を受けて中毒物質のNアセチル-Pキノニミン（キノニミン）を産生する。キノニミンは，さらにグルタチオン抱合を受けてメルカプツール酸（ケトン体）に代謝されるが，摂取後24時間以降はグルタチオンが枯渇するため，キノニミンが蓄積して重篤な肝障害を生じる（選択肢4）。重症では出血性膵炎，心筋壊死，腎機能障害，DIC（選択肢1，2，3，5）を生じる。〔テキスト第10版 p. 797-798〕
　　　　　　　　　　　　4

14 56歳の女性。真夏の炎天下でテニス中に胸背部痛が起こり救急要請した。

　救急隊到着時観察所見：意識JCS 1。呼吸数24/分。脈拍114/分、整。血圧80/56mmHg。SpO₂値93％。発汗を認める。胸背部痛は持続している。心電図モニター波形（別冊 No. 8）を示す。

　この傷病者で最も考えられる病態はどれか。1つ選べ。

　1．熱中症

　2．上室性頻拍

　3．肺血栓塞栓症

　4．急性心筋梗塞

　5．腹部大動脈瘤破裂

```
┌──────────────┐
│   別　冊      │
│   No. 8       │
│ 心電図モニター波形 │
└──────────────┘
```

[解答・解説]
　胸背部痛の病態を問う設問。傷病者の血圧は重症度・緊急度判断基準で重症以上の所見である。活動的な56歳としてはSpO₂値も低い。炎天下なので発汗がショックの身体所見なのかどうかわからないが，血圧が低いので酸素投与を考慮する。心電図でST上昇を認めるため，急性心筋梗塞と判断する（選択肢4）。スタンフォードA型の大動脈解離ではACSを生じることがあるため，両腕の血圧を測定する。I度熱中症ではこむら返りによる痛みや筋肉痛を生じるが，STは上昇しない（選択肢1）。心拍数は120/分で上室性頻拍はない（選択肢2）。肺血栓塞栓症ではSIQⅢTⅢ（I誘導で深いS波，Ⅲ誘導でQ波と陰性T波）を生じることがある（選択肢3）。腹部大動脈瘤破裂ではSTは上昇しない（選択肢5）。〔テキスト第10版 p.579–580：図Ⅲ-5-28〕　**4**

15 84歳の女性。呼吸困難を訴え救急要請した。

　救急隊到着時観察所見：意識JCS 2。呼吸数32/分、努力様。脈拍112/分、整。血圧198/116mmHg。体温36.1℃。冷汗を認める。頸静脈は怒張しており、両肺野で断続性ラ音を聴取する。

　この病態に認められるのはどれか。1つ選べ。

　1．前負荷の低下

　2．後負荷の低下

　3．交感神経の緊張

　4．循環血液量の減少

　5．全末梢血管抵抗の低下

　呼吸困難の病態を判断する設問。傷病者の呼吸数と呼吸様式（努力様），血圧は重症度・緊急度判断基準で重症以上の所見である。冷汗はショックの所見であり，直ちに高流量酸素投与を行う。頸静脈怒張があり，両肺野に断続性ラ音を聴取するため，うっ血性心不全（両心不全）の急性増悪と判断する。うっ血性心不全では循環血液量は（相対的に）増加する（選択肢4）。両心不全では左心の拍出量が低下するため，交感神経の緊張によって（選択肢3）後負荷が増加して血圧を維持する（選択肢2）。全末梢血管抵抗は増加する（選択肢5）。左房・肺静脈圧が上昇して断続性ラ音を生じる。右心の拍出量も低下するため，前負荷が増加する。右房・静脈圧が上昇して頸静脈怒張を生じる（選択肢1）。〔テキスト第10版 p.459–461〕　**3**

16 45歳の男性。突然意識が悪くなったため、家族が救急要請した。

救急隊到着時観察所見：意識 JCS 3。呼吸数16/分。脈拍80/分、整。血圧204/110mmHg。SpO$_2$値96％（室内気）。

左上下肢の麻痺を認める。家族から糖尿病と高血圧とで通院していることを聴取した。眼球観察時の写真（別冊 No. **9**）を示す。

この傷病者に最も考えられる疾患はどれか。1つ選べ。

1．小脳梗塞
2．被殻出血
3．視床出血
4．脊髄梗塞
5．急性硬膜外血腫

```
別　冊
No. 9
写　真
```

[解答・解説]

意識障害の病態を判断する設問。突然の意識障害では，まず一次性脳病変を考慮する。とくに，頭部外傷がなければ脳卒中を疑う。消防6項目を構成するCPSS・2項目（顔面麻痺，上肢麻痺），ELVO・4項目（不整脈，共同偏視，半側空間無視，失語）のうち，2項目以上が陽性であれば主幹動脈の脳卒中を疑う。傷病者には左片麻痺および右共同偏視があるので，2項目陽性である。左片麻痺と，右（病巣をにらむ側の）共同偏視，血圧が著しく高いことから，右テント上（被殻）の脳出血を疑う（選択肢2）。小脳梗塞では片麻痺は生じない（選択肢1）。視床出血では内下方の共同偏視を生じる（選択肢3）。脊髄梗塞では対麻痺を生じる（選択肢4）。急性硬膜外血腫は頭部外傷を伴う（選択肢5）。
〔テキスト第10版 p.552-553：表Ⅲ-5-2〕
2

17 52歳の男性。胸痛を訴え救急要請した。

救急隊到着時観察所見：意識 JCS 1。呼吸数24/分。脈拍104/分、整。血圧88/56mmHg。体温35.9℃。SpO$_2$値96％。

冷汗を認める。呼吸音清。心電図モニターを装着したところⅡ誘導で ST 上昇を認め、酸素投与しながら救急搬送を開始した。搬送開始10分後に傷病者の反応がなくなり、心電図モニター波形（別冊 No. **10**）を示す。

直ちに行う対応はどれか。1つ選べ。

1．胸骨圧迫
2．脈拍の確認
3．除細動の実施
4．用手的気道確保
5．乳酸リンゲル液投与の指示要請

```
別　冊
No. 10
心電図モニター波形
```

胸痛の病態を判断する設問。傷病者の血圧は重症度・緊急度判断基準で重症以上の所見である。冷汗があるためショックと判断する。直ちに高濃度酸素投与を行う。持続する胸痛および心電図Ⅱ誘導でST上昇を認めるため，下壁の急性心筋梗塞を疑う。その後，傷病者は反応がなくなったが，この際の心電図波形は心室頻拍である。まず呼吸と脈の確認を行う（選択肢2）。脈を触知しなければ無脈性心室頻拍であり，直ちに除細動を行う（選択肢3）。除細動パッドを貼付していない場合は，準備が整うまで胸骨圧迫を行う（選択肢1）。バッグ・バルブ・マスクの準備ができたら用手的気道確保を行い，30：2の人工呼吸を行う（選択肢4）。心肺停止前の静脈路確保および輸液の適応はない（選択肢5）。
〔テキスト第10版 p.573，577：図Ⅲ-5-13〕
2

18 78歳の男性。慢性肺疾患で在宅酸素療法中。朝に意識を失っているのを家族が発見して救急要請した。

　救急隊到着時観察所見：意識JCS100。呼吸数6/分。脈拍72/分、整。血圧162/92mmHg。体温35.0℃。SpO₂値82%（酸素2L/分投与中）。四肢の麻痺は認めない。「前日の受診時に酸素量が増量された。」と家族から聴取した。

　この傷病者への処置で最も有効なのはどれか。1つ選べ。

1．血糖値の測定
2．電気毛布での保温
3．ベンチュリーマスクによる酸素投与
4．バッグ・バルブ・マスクによる換気
5．リザーバ付き酸素マスクによる酸素投与

[解答・解説]
　意識障害の病態を判断する設問。傷病者の意識および呼吸数（徐呼吸），SpO₂値は重症度・緊急度判断基準で重症以上の所見である。傷病者には麻痺や瞳孔不同，共同偏視などの局所神経症候を認めないため，一次性脳病変は否定的である。二次性脳病変のうち，慢性肺疾患（慢性閉塞性肺疾患）があること，在宅酸素療法の酸素投与量が増量されたこと，徐呼吸であるから，CO₂ナルコーシスを疑う。SpO₂値が82%で低酸素血症が重症であること，徐呼吸による低換気があることから，バッグ・バルブ・マスクによる補助換気を行う（選択肢4）。ベンチュリーマスクやリザーバ付き酸素マスクでは低換気は改善しない（選択肢3，5）。低体温症があるので保温も重要であるが，病態は改善しない（選択肢2）。血糖値の測定は病態と関係がない（選択肢1）。〔テキスト第10版 p.455，562〕　　**4**

19 70歳の男性。1時間前からの左手足の麻痺を訴えて救急要請した。

　救急隊到着時観察所見：意識JCS1。呼吸数20/分。脈拍148/分、不整。血圧138/76mmHg。左手が持ち上がらず、左の膝立てもできない。半側空間無視を認める。車内収容時の心電図モニター波形（別冊 No. 11）を示す。

　適切な対応はどれか。1つ選べ。

　1．頭部を挙上する。

　2．血糖を測定する。

　3．心電図を伝送する。

　4．除細動パッドを貼る。

　5．血栓回収療法のできる病院へ搬送する。

```
別　冊
No. 11
心電図モニター波形
```

20 76歳の男性。タクシーを降りるとき、フワッと目の前が真っ白になったため、救急要請した。

　救急隊到着時観察所見：意識清明。呼吸数16/分。脈拍48/分、整。血圧152/64mmHg。SpO$_2$値99％。「座っていれば何ともない、立ち上がる時に起こる。」と訴える。心電図モニター波形（別冊 No. 12）を示す。

　この症状の原因はどれか。1つ選べ。

　1．視覚異常

　2．脳波異常

　3．脳血流低下

　4．深部感覚異常

　5．三半規管の異常

```
別　冊
No. 12
心電図モニター波形
```

[解答・解説]

　麻痺の病態を判断する設問。消防6項目を構成するCPSS・2項目（顔面麻痺，上肢麻痺），ELVO・4項目（不整脈，共同偏視，半側空間無視，失語）のうち，2項目以上が陽性であれば主幹動脈の脳卒中を疑う。傷病者には左片麻痺および半側空間無視，不整脈があるので，3項目が陽性である。意識障害が軽いこと，血圧が比較的低いこと，不整脈から心原性脳塞栓を疑う。発症から4.5時間以内であれば血栓溶解療法（t-PA療法）を，主幹動脈であれば8時間以内に血栓回収療法を行う（選択肢5）。脳梗塞を疑う傷病者は仰臥位で搬送する（選択肢1）。心電図はP波消失・R-R間隔不整から心房細動と判断する（選択肢3，4）。血糖測定は病態と関係がない（選択肢1）。心原性脳塞栓のおよそ半数は脳出血を伴うので，搬送中は急変に注意する。〔テキスト第10版p.549〕　　　　　**5**

　失神の原因を判断する設問。傷病者の脈拍は重症度・緊急度判断基準で重症以上である。心電図はP波とQRS波がそれぞれ別個のリズムで生じているので，完全房室ブロックと判断する。傷病者は心血管性失神を生じた可能性が高い（選択肢3）。完全房室ブロックは心室細動や心室頻拍を生じる危険があるので，循環器の専門医がいる医療機関へ搬送する。椎骨脳底動脈循環不全による一過性脳虚血発作では複視を生じることがある（選択肢1）。てんかん発作による意識障害では脳波異常を伴う（選択肢2）。脊髄後索の障害による深部感覚異常では歩行の失調を生じる（選択肢4）。三半規管を含む前庭神経の異常では末梢性めまいを生じる（選択肢5）。〔テキスト第10版p.573-574，578-579：図Ⅲ-5-22〕　　　　**3**

21 42歳の女性。自宅の階段を昇ったとき、突然、呼吸困難が出現し、救急要請した。

救急隊到着時観察所見：意識清明。呼吸数24/分。脈拍148/分、整。血圧92/74mmHg。SpO_2値82％。1週前から左下肢の痛みを感じていた。胸痛を訴えない。頸部、胸部の呼吸音に異常を認めない。左下腿に浮腫を認める。経口避妊薬を服用しているとのことである。

この病態に認められる特徴的な症候はどれか。1つ選べ。

1．ばち指
2．湿性咳嗽
3．泡沫状痰
4．陥没呼吸
5．頸静脈怒張

22 72歳の男性。突然の胸部から背部に移動する引き裂かれる痛みのため、救急要請した。

救急隊到着時観察所見：意識清明。呼吸数20/分。脈拍104/分、整。血圧156/84mmHg（右上肢）、208/112mmHg（左上肢）。SpO_2値99％。全身に冷や汗を認める。心音と呼吸音とに異常を認めない。

搬送中、呼びかけに応答しなくなった。意識JCS100。呼吸数32/分。脈拍132/分、整。血圧78/50mmHg（左上肢）。頸静脈怒張を認める。心音は減弱し、呼吸音に異常を認めない。

病態変化を引き起こした成因はどれか。1つ選べ。

1．右冠動脈の閉塞
2．腕頭動脈の閉塞
3．胸膜腔の液体貯留
4．心膜腔の液体貯留
5．大動脈弁の機能不全

[解答・解説]

呼吸困難の病態を判断する設問。傷病者の脈拍およびSpO_2値は重症度・緊急度判断基準で重症以上の所見である。1週間前から左下肢の痛みがあったこと、階段を昇った直後に発症していることから、左下肢の深部静脈血栓による肺血栓塞栓症を疑う。肺血栓塞栓症の主訴は呼吸困難がもっとも多く、次いで胸痛が多い。強い不安を訴える場合もある。心外閉塞・拘束性ショックを生じると右心不全から頸静脈怒張を生じる（選択肢5）。心電図上SIQⅢTⅢ（Ⅰ誘導で深いS波, Ⅲ誘導でQ波と陰性T波）を生じることがある。慢性の低酸素血症では、ばち指を生じる（選択肢1）。左心不全では湿性咳嗽（選択肢2）や泡沫状の喀血（選択肢3）を生じる。上気道の狭窄・閉塞では陥没呼吸を生じる（選択肢4）。〔テキスト第10版 p.468, 559：表Ⅲ-5-3, p.584-585〕 **5**

胸背部痛の病態を判断する設問。傷病者の血圧には左右差があり、左の血圧は重症度・緊急度判断基準で重症以上の所見である。胸背部痛と血圧の左右差（左＞右）から、スタンフォードA型の大動脈解離を疑う。冷汗はショックの所見であり、高濃度酸素投与を行う。一方、急変後はベックの三徴（低血圧、頸静脈怒張、心音減弱）から、心タンポナーデと判断する（選択肢4）。大動脈起始部の病変ではこのほか、冠動脈が閉塞した場合はACS（選択肢1）を、大動脈弁の弁輪が変形した場合は大動脈弁閉鎖不全（選択肢5）を、胸腔内へ穿破した場合は血胸を生じる（選択肢3）。腕頭動脈が閉塞した場合は右片麻痺（選択肢2）を生じる。〔テキスト第10版 p.468, 582-583, 734〕 **4**

23 68歳の女性。咳込んだ後、泡沫状の血を吐いたため、家族が救急要請した。

　救急隊到着時観察所見：意識清明。呼吸数28/分。脈拍114/分、不整。血圧112/62mmHg。SpO₂値91%。僧帽弁狭窄症、心房細動で治療を受けているという。

　この傷病者に観察される所見はどれか。1つ選べ。

　1．眼球突出
　2．皮下気腫
　3．頸静脈怒張
　4．クモ状血管腫
　5．クスマウル呼吸

24 82歳の男性。突然の左側腹部から下腹部にかけての痛みを自覚し、その後血性下痢があったため家族が救急要請した。

　救急隊到着時観察所見：意識清明。呼吸数24/分。脈拍108/分、不整。血圧108/60mmHg。体温37.8℃。SpO₂値94%。腹部は疼痛部位に圧痛を認めるのみで、反跳痛は認められない。

　この傷病者の病変部位として可能性が高いのはどれか。1つ選べ。

　1．十二指腸
　2．空　腸
　3．回　腸
　4．結　腸
　5．肛　門

[解答・解説]

　心不全の身体所見を判断する設問。傷病者の意識およびバイタルサインは重症度・緊急度判断基準で中等症以下である。泡沫状の喀血と僧帽弁狭窄症、心房細動から、うっ血性心不全（両心不全）の急性増悪を疑う。両心不全では左心の拍出量が低下するため、左房・肺静脈圧が上昇して断続性ラ音を生じる。右心の拍出量も低下するため、右房・静脈圧が上昇して頸静脈怒張を生じる（選択肢3）。甲状腺機能亢進症（バセドウ病）ではメルゼブルグの三徴（眼球突出、頻脈、甲状腺腫大）を生じる（選択肢1）。外傷性気胸では皮下気腫を生じる（選択肢2）。肝硬変ではクモ状血管腫を生じる（選択肢4）。重篤な代謝性アシドーシスではクスマウル呼吸を生じる（選択肢5）。〔テキスト第10版 p.459-461〕　　**3**

　腹痛の病態を判断する設問。高齢者の腹痛の原因としては便秘がもっとも多い。癌による腸閉塞にも注意する。このほか、腹部手術の既往がある場合は絞扼性腸閉塞を、鎮痛薬を内服している場合は胃・十二指腸潰瘍・穿孔を、シャルコー三徴（悪寒戦慄を伴う高熱、右季肋部痛、黄疸）がある場合は胆嚢・胆管炎を、心房細動がある場合は上腸間膜動脈血栓症を考慮する。傷病者の意識およびバイタルサインは重症度・緊急度判断基準で中等症以下である。腹膜刺激症候はない。左側腹部から下腹部にかけての痛みは下行結腸の疾患を疑う（選択肢4）。胃・十二指腸疾患では上腹部痛を生じる（選択肢1）。直腸・肛門疾患では会陰部に痛みを生じる（選択肢5）。手術後の絞扼性腸閉塞や腹壁瘢痕ヘルニアでは小腸が閉塞する（選択肢2、3）。〔テキスト第10版 p.592-594〕　　**4**

25　20歳の男性。大量飲酒後、何度か嘔吐し、その後血を吐いた
ため自ら救急要請した。

　　救急隊到着時観察所見：意識 JCS 3。呼吸数20/分。脈拍
120/分、整。血圧80/60mmHg。既往歴はない。

　　考えられる疾患について正しいのはどれか。1つ選べ。

　　1．浅い潰瘍を伴う。

　　2．食道胃接合部に好発する。

　　3．門脈圧の上昇が原因である。

　　4．胸腔内圧の上昇によって発症する。

　　5．海産魚介類の摂取によって発症する。

[解答・解説]

　吐血・喀血の病態を判断する
設問。吐血と喀血を区別するの
は難しいが、複数回の嘔吐後に
血を吐いた場合は吐血、とくに
マロリー・ワイス症候群を疑
う。マロリー・ワイス症候群で
は、嘔吐による腹腔内圧の上昇
によって食道・胃接合部の粘膜
が裂けて、粘膜下層から出血す
る（選択肢1〜4）。痛みはな
い。内視鏡による検査・治療が
可能な医療機関へ搬送するが、
経過観察だけで軽快する場合が
多い。海産魚介類に寄生してい
るアニサキスによって生じるア
ニサキス症では強い上腹部痛を
生じる（選択肢5）。〔テキスト
第10版 p.590-592〕　　**2**

26　35歳の男性。意識がない状態で母親が発見し救急要請した。

救急隊到着時観察所見：意識JCS300。呼吸数12/分、不規則。脈拍52/分、整。血圧90/50mmHg。SpO$_2$値98％。

1型糖尿病とうつ病とで治療中とのことである。血糖を測定したが測定範囲以下だった。

直ちに行うべき対応として適切なのはどれか。1つ選べ。

1．静脈路確保及び輸液を行う。
2．ブドウ糖タブレットを口に含ませる。
3．かかりつけの精神科医師に連絡する。
4．経口血糖降下薬の服用の有無の確認をする。
5．静脈路確保及びブドウ糖溶液投与の指示要請を行う。

27　38歳の男性。土木作業中に鋼材の下敷きになっているところを同僚が発見し救急救助要請した。

救急隊到着時観察所見：意識JCS2。呼吸数28/分。脈拍116/分、整。血圧110/65mmHg。SpO$_2$値96％。両大腿部が鋼材に圧迫されている。右下腿部に変形と挫創とが認められ、創部から出血を認める。救助隊による救出に2時間要すると予想される。

救出前に行う処置はどれか。**2つ選べ**。

1．下肢の固定
2．創部の被覆
3．用手的気道確保
4．除細動パッドの貼付
5．静脈路確保及び輸液の指示要請

28　8歳の男児。母親が自宅で掃除中、息子の咳込みが止まらず救急要請した。

　救急隊到着時観察所見：意識清明。脈拍120/分、整。血圧100/70mmHg。SpO₂値91％。3年前から時々呼吸困難を訴え近医通院中で、ハウスダストが原因であるといわれている。

　呼吸の観察で認められる所見はどれか。1つ選べ。

　　1．徐呼吸
　　2．起坐呼吸
　　3．奇異呼吸
　　4．吸気延長
　　5．呼吸音増大

[解答・解説]
　ハウスダストが原因で時々呼吸困難を訴えていた小児（8歳）が、咳き込みとSpO₂値の低下を生じている。気管支喘息の重積発作が想定される。気道狭窄により、呼気の延長が生じる。頻呼吸となり、呼吸音は減弱する。気管支喘息発作時には、自発的に起坐位をとることが多い。奇異呼吸はフレイルチェストなどの際にみられる。〔テキスト第10版 p.307, 513, 561-562〕
2

29　1歳の男児。母親が帰宅したところ、ぐったりしているのを発見し救急要請した。

　救急隊到着時観察所見：意識「あやしても笑わないが、視線が合う。」。呼吸数32/分。脈拍132/分、整。血圧90/50mmHg。体温35.2℃。SpO₂値96％。体表に複数の紫色と黄色の打撲痕と小さな熱傷創を認める。

　このような所見を呈する児の親の特徴はどれか。1つ選べ。

　　1．予後について関心がある。
　　2．母子手帳を活用している。
　　3．説明の内容が一貫している。
　　4．児の発育状態を理解している。
　　5．発見から通報までの時間が長い。

　幼児（1歳）は無表情で、身体的には紫色と黄色の打撲痕および熱傷創など、新旧混在した外傷が存在することから児童虐待が疑われる。虐待を行っている保護者の特徴としては、子どもに関心がなく、説明内容が不自然で時間経過とともに変化することなどがあげられる。症状発現から受診までに時間がかかるのも特徴である。〔テキスト第10版 p.655-657〕
5

30　38歳の女性。自宅で出産し、本人が救急要請した。

　　救急隊到着時観察所見：意識清明。呼吸数24/分。脈拍104/分、整。血圧104/60mmHg。体温36.8℃。SpO$_2$値99％。新生児は元気に泣いていて状態は安定している。胎盤も娩出されていたため、臍帯の2か所を臍帯クリップで挟み、その間を切断した。本人は痛みの訴えはなく、会陰の裂傷もないものの、腟口から中等量の出血が持続している。

　　考えられるのはどれか。1つ選べ。

1．弛緩出血
2．子宮内反
3．子宮破裂
4．腟壁血腫
5．羊水塞栓

［解答・解説］
　妊娠週数は示されておらず、予期せぬ出産であったのだろうが、新生児の状態は安定している。胎盤も娩出されており、分娩第3期までは正常に終了したが、その後も性器出血が続いているという状況である。子宮収縮の不良が原因で、胎盤娩出後も性器出血が持続するのが弛緩出血である。子宮内反や子宮破裂では強い腹痛を生じる。羊水塞栓では呼吸循環が不安定となる。腟壁血腫はテキストには記載がなく、腟壁損傷に関連する情報もないが、腟壁裂傷の合併がなければ中等量の性器出血が持続するとは考えにくい。〔テキスト第10版 p.670-672〕　　　1

31　24歳の男性。体温38.8℃と高熱を訴え、家族が救急要請した。

　　救急隊到着時観察所見：意識JCS 1。呼吸数28/分。脈拍120/分。血圧150/88mmHg。SpO$_2$値98％。振戦、手足のこわばりを伴い、発汗を認める。飲酒は機会飲酒。精神科に通院し、内服薬を処方されているとのことであった。

　　この傷病者への対応で最も重要なのはどれか。1つ選べ。

1．血糖値を測る。
2．酸素を投与する。
3．服薬内容を確認する。
4．すぐに処方薬を飲ませる。
5．アルコール臭の有無を確認する。

　精神科に通院し、内服薬を処方されている傷病者に高熱、振戦、手足のこわばりが生じている。服用状況の情報はないが、悪性症候群やセロトニン症候群が疑われる。処方薬の内容や処方の継続状況などの情報が必要になる。SpO$_2$値は98％と良好なので酸素投与は不要であり、血糖やアルコール摂取に関する情報はない。〔テキスト第10版 p.685-686〕　　　3

32 20歳の女性。3階建てのアパートの屋上から墜落し、通行人が救急要請した。

救急隊到着時観察所見：呼びかけに開眼し、会話は可能である。呼吸は浅く速い。脈は弱く触知し、皮膚は冷たく湿っている。活動性の外出血は認められない。

次に行う適切な活動はどれか。1つ選べ。
1．全身観察を行う。
2．救急車内に収容する。
3．静脈路の確保を行う。
4．バックボードに固定する。
5．バッグ・バルブ・マスクで人工呼吸を行う。

33 75歳の男性。歩行中に乗用車に跳ね飛ばされて受傷し、通行人が救急要請した。

救急隊到着時観察所見：意識JCS100。呼吸数12/分。脈拍44/分。血圧208/128mmHg。SpO₂値94%。瞳孔は右5.0mm、左3.0mmであり、右対光反射が鈍い。右鼻出血を認める。嘔吐を反復している。四肢の動きは確認できる。頭頂部の創部写真（別冊 No. 13）を示す。

搬送中に実施するべき処置で適切なのはどれか。**2つ選べ。**
1．血糖値の測定
2．上半身の挙上
3．頭皮の圧迫止血
4．静脈路確保の指示要請
5．口咽頭エアウエイの挿入

```
別　冊
No. 13
写　真
```

34　35歳の男性。軽トラック運転中に電柱に正面衝突した自損事故で受傷し、居合わせた通行人が救急要請した。

　　救急隊到着時観察所見：意識 JCS 3。呼吸数28/分。脈拍110/分、整。血圧110/80mmHg。SpO₂値92％。鼻腔内・口腔内に出血が続いているため口腔内吸引を行った。

　　次に行うべき対応として適切なのはどれか。1つ選べ。

　1．経口エアウエイを挿入する。
　2．経鼻エアウエイを挿入する。
　3．全身固定をして側臥位にする。
　4．仰臥位のまま血液の自力排出を促す。
　5．頭部後屈あご先挙上法により気道確保する。

[解答・解説]
　電柱への正面衝突による頭部・顔面損傷で鼻腔内・口腔内に出血を生じている状況である。呼吸数28/分と頻呼吸であるにもかかわらず、SpO₂値は92％と低下している。仰臥位のままでは咽頭側に流れ込む血液を自力で排出するのは困難な状況と考えられる。口腔内吸引でも改善しない場合には、頸椎保護のうえで側臥位として血液の鼻腔・口腔外への排出を促し、気道を確保する必要がある。意識は保たれており、エアウエイや用手的気道確保の必要はない。〔テキスト第10版 p.725-726〕　　　3

35　26歳の男性。オートバイ走行中、転倒し受傷した。右肩痛を訴え、通行人が救急要請した。

　　救急隊到着時観察所見：意識清明。呼吸数24/分。脈拍92/分、整。血圧108/76mmHg。ヘルメットの右側の塗装が剥がれている。右上肢の運動障害と感覚障害とを訴える。右肩周囲の写真（別冊 No. 14）を示す。

　　この傷病者で最も疑われる疾患はどれか。1つ選べ。

　1．胸髄損傷
　2．外傷性てんかん
　3．びまん性脳損傷
　4．外傷性頸部症候群
　5．腕神経叢引き抜き損傷

```
別　冊
No. 14
写　真
```

　二輪車で走行中に転倒し、右頭部から右肩にかけて擦過傷や皮下血腫を生じている。全身状態は保たれており、一側上肢のみの感覚・運動障害を訴えている。受傷状況から腕神経叢の引き抜き損傷が疑われる状況である。胸髄損傷では一側上肢のみに症状が生じることはまれであり、神経原性ショックを生じることが多い。外傷性てんかんやびまん性脳損傷では意識障害を生じる。外傷性頸部症候群は四輪車搭乗中に生じる、いわゆる「むち打ち症」であり、受傷機転や症状などからは考えにくい。〔テキスト第10版 p.731〕　　　5

36 50歳の男性。つまずいて転倒した際にガラス戸で右胸部を受傷したため、家族が救急要請した。

救急隊到着時観察所見：意識清明。呼吸数32/分、脈拍92/分、整。血圧140/80mmHg。SpO₂値90％。右側胸部に長さ5cmの創を認め、血液を含む泡が呼吸に合わせて吹き出している。

この傷病者にみられる所見はどれか。1つ選べ。

1. 心音減弱
2. 左胸郭膨隆
3. 右呼吸音減弱
4. 気管右側偏位
5. 右胸郭奇異運動

[解答・解説]
　割れたガラス戸の破片で右側胸部に長さ5cmの創を生じている。創からは血液を含む泡が呼吸に合わせて吹き出しており、呼吸数32/分と頻呼吸で、SpO₂値は90％と低下している。開放性気胸が想定される状況である。右側の開放性気胸にみられる症候は右呼吸音の減弱である。緊張性気胸へと進展した場合に生じる可能性があるのは、右側の胸郭膨隆、気管左側偏位である。心音には影響しない。右胸郭奇異運動がみられるのはフレイルチェストの場合である。〔テキスト第10版 p.735〕
3

37 52歳の男性。建築作業中に6mの高さから墜落し、同僚が救急要請した。

救急隊到着時観察所見：初期評価において呼吸、循環および意識レベルには異常を認めない。全身観察で仙腸関節と恥骨に圧痛を認め、両下肢に変形を認めない。左下肢は短縮し疼痛のため動かせない。

この傷病者について正しいのはどれか。1つ選べ。

1. 下肢外固定を行う。
2. 骨盤動揺を確認する。
3. 安定型骨盤骨折を想定する。
4. ショックの進行が予測される。
5. 背面観察はログロールで行う。

　6mの高所からの墜落で、両下肢に変形は認めないものの左下肢は短縮している。仙腸関節の圧痛から骨盤輪後方部の破綻が疑われ、墜落外傷による垂直剪断型の不安定骨盤骨折が想定される状況である。骨盤内血管損傷や他部位外傷を合併することが多く、ショックへと進行する危険性がある。両下肢に変形はないので下肢外固定は必要ない。受傷機転や視診で骨盤骨折が疑われるので、骨盤動揺の確認は行わない。骨盤骨折が疑われる場合には、原則としてログロールは行わず、フラットリフトを用いる。〔テキスト第10版 p.743-744〕
4

38　38歳の男性。大量飲酒後に階段から転落しそのまま就寝していた。翌朝家族が救急要請した。

救急隊到着時観察所見：意識 JCS 1。呼吸数24/分。脈拍100/分、整。血圧120/62mmHg。傷病者は右下腿の疼痛、異常感覚及び運動麻痺を訴え、同部位は皮下出血、変形および著明な緊満を認め、足背動脈は触知しない。

この病態で最も遅れて出現する症候はどれか。1つ選べ。

1．疼　痛
2．脈拍消失
3．皮下出血
4．異常感覚
5．運動麻痺

[解答・解説]
　階段から転落し，下肢を損傷したと思われるが大量飲酒のため，そのまま就寝していたという状況である。右下腿に皮下出血，変形および著明な緊満を認めているので，同部の打撲や骨折が疑われる。異常感覚や運動麻痺を訴え，足背動脈を触知しないことからコンパートメント症候群が想定される。皮下出血や筋区画内の血腫がまず生じ，それに伴う筋区画内圧の上昇によって最初に末梢神経障害が生じ，異常感覚や疼痛が出現する。筋区画内圧がさらに上昇すると動脈が圧迫され，脈拍消失が生じる。〔テキスト第10版p.750〕　　　　　　2

39　30歳の女性。妊娠34週。食物を詰まらせて苦しんでいると、夫が救急要請した。

救急隊到着時観察所見：顔面蒼白で喉の辺りに手をやって苦しんでいる。声が出せず、咳もできないようである。

直ちに行う処置として正しいのはどれか。1つ選べ。

1．背部叩打
2．胸骨圧迫
3．腹部突き上げ
4．経鼻エアウエイの挿入
5．バック・バルブ・マスクでの人工呼吸

　妊娠後期の妊婦に生じた食物による窒息である。声を出せず，咳もできないので迅速に異物を除去しなければならない。意識があるので，背部叩打法や腹部突き上げ法または胸部突き上げ法が適応となる。妊娠後期の妊婦には腹部突き上げ法は禁忌である。心肺停止には至っていないので，胸骨圧迫は行わない。経鼻エアウエイの挿入やバッグ・バルブ・マスクでの人工呼吸は，意識や呼吸が消失した場合に行う処置である。〔テキスト第10版p.348-349〕　　1

40 30歳の男性。水深15m での作業中、トラブルのため急に水面に浮上したところ、膝の痛みを感じたため救急要請した。

　　救急隊到着時観察所見：意識清明。呼吸数24/分。脈拍80/分、整。血圧122/80mmHg。体温35.0℃。SpO$_2$値98％。両膝関節部に拍動性の疼痛を認める。

　　この傷病者に対する、判断および対応として正しいのはどれか。1つ選べ。

　1．Ⅱ型減圧症である。

　2．航空機搬送を優先する。

　3．頭部を低くして搬送する。

　4．高気圧酸素療法の適応である。

　5．組織中の二酸化炭素が気泡となっている。

［解答・解説］

　水深15m から水面に急浮上したところ，膝の痛みを生じている。減圧障害を疑う状況である。生理学的評価では異常を認めないが，両膝関節部に疼痛を認めることから，血管内に窒素気泡を生じたⅠ型減圧症の四肢型に相当すると考えられる。Ⅰ型の皮膚型以外の減圧障害は高気圧酸素療法の適応である。搬送に際しては，脳灌流と呼吸管理の観点から頭低位ではなく，仰臥位が推奨されている。航空機で搬送すると減圧障害を悪化させる危険があるので，できるだけ避けるようにする。〔テキスト第10版 p. 835-836〕　**4**

午　　前

別　　　冊

No. 1　図　　（A　問題2）

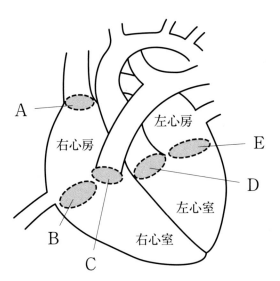

No. 2 図　　（A　問題9）

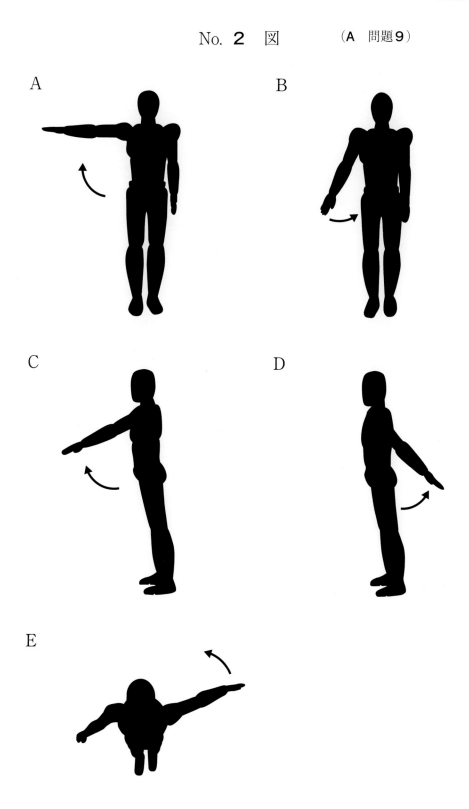

No. 3　救急用ターニケット　　（A　問題31）

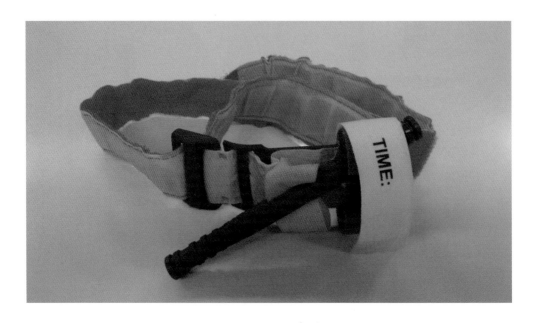

No. 4　心電図モニター波形　　（A　問題37）

A

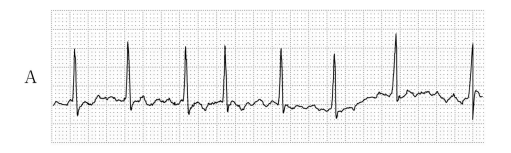

B

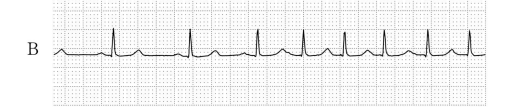

C

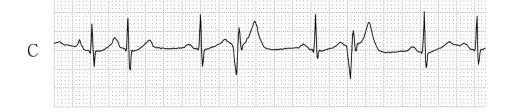

D

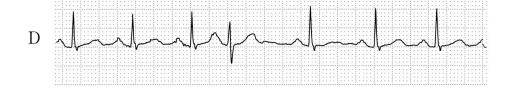

E

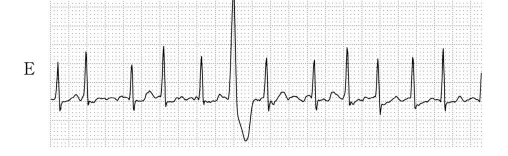

No. **5** 図　　　（A　問題39）

A

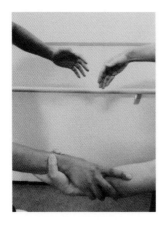

B

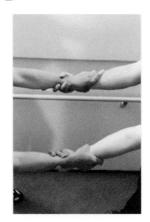

C

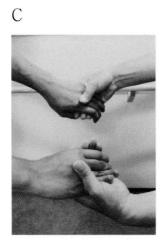

D

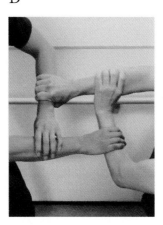

E

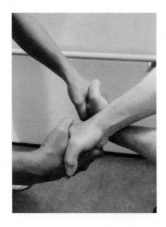

No. **6**　12誘導心電図　　（A　問題44）

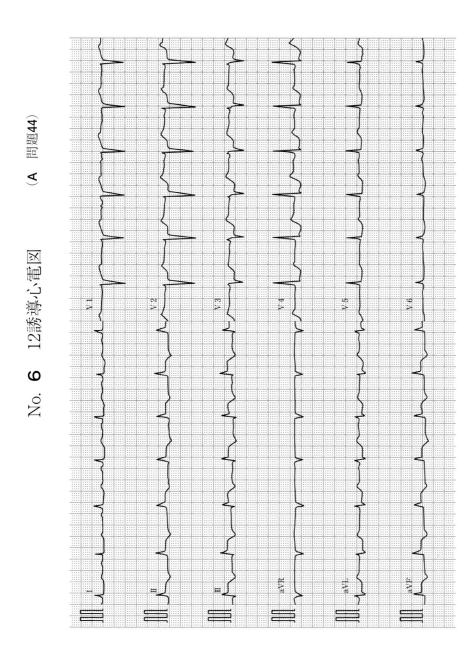

No. **7**　図　　　（**A**　問題50）

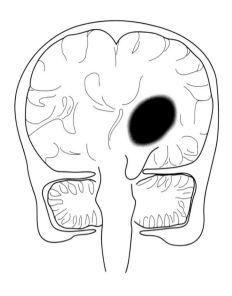

No. **8**　図　　　（**A**　問題83）

A

B

C

D

E

No. 9 図　(A 問題86)

妊娠中の経過

診察月日	妊娠週数	子宮底長	腹囲	血圧	浮腫	尿蛋白	尿糖	その他特に行った検査	体重	医師の特記指示事項	施設名または担当者名
9月5日	10週0日	- cm	- cm	120/72	⊖ + ++	⊖ + ++	⊖ + ++		67.0 kg		○○医院
10月3日	14週0日	-	75.0	118/70	⊖ + ++	⊖ + ++	⊖ + ++		67.2		○○医院
10月31日	18週0日	18.5	77.0	114/66	⊖ + ++	⊖ + ++	⊖ + ++		68.4		○○医院
11月28日	22週0日	22.0	78.5	110/68	⊖ + ++	⊖ + ++	⊖ + ++		69.4		○○医院
12月26日	26週0日	25.0	79.5	120/70	⊖ + ++	⊖ + ++	⊖ + ++		69.8		○○医院
1月9日	28週0日	26.5	81.0	128/80	⊖ + ++	⊖ + ++	⊖ + ++		70.4		○○医院
1月23日	30週0日	28.0	82.5	134/88	- ⊕ ++	- ⊕ ++	- ⊕ ++		71.8		○○医院
2月6日	32週0日	29.0	83.0	144/92	- ⊕ ++	- ⊕ ++	- ⊕ ++		73.6	減塩、自宅血圧測定 1週後来院	○○医院
					- + ++	- + ++	- + ++				
					- + ++	- + ++	- + ++				
					- + ++	- + ++	- + ++				
					- + ++	- + ++	- + ++				
					- + ++	- + ++	- + ++				

No. 10　図　　　（A　問題87）

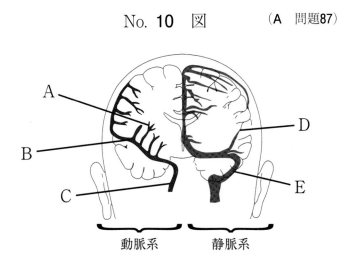

動脈系　　　静脈系

No. 11　図　　　（A　問題90）

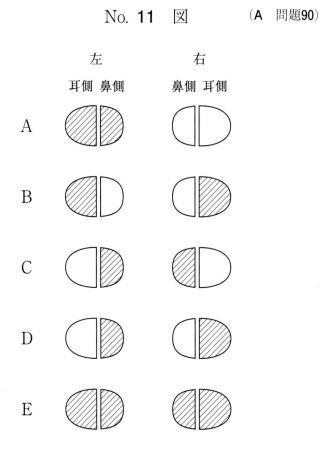

斜線で塗りつぶした部分は視野欠損を示す

No. 12　図　　（A　問題102）

血腫

No. 13 図 （A 問題113）

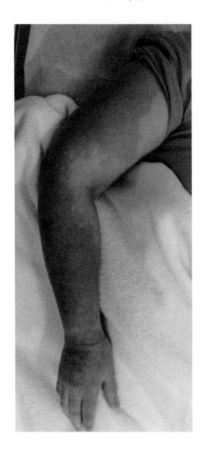

No. **14**　図　　　　（**A**　問題117）

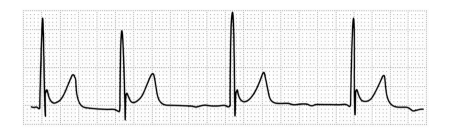

47

午　後

別　　冊

No. 1　心電図モニター波形　　（C　問題1）

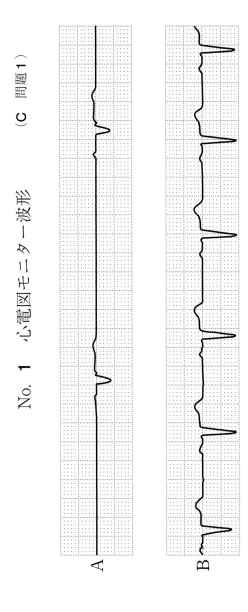

A

B

No. 2　心電図モニター波形　　　（C　問題3）

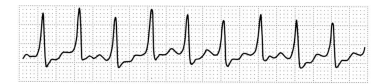

No. 3 写真 （C 問題5）

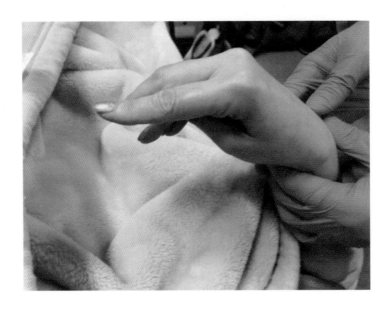

No. 4　心電図モニター波形　　（C　問題6）

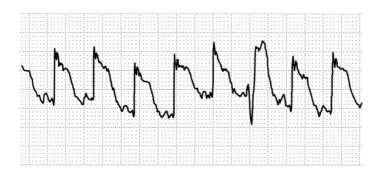

No. 5 写真 （D 問題4）

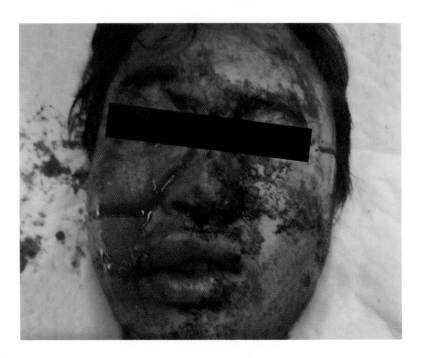

No. **6**　心電図モニター波形　　　（D　問題5）

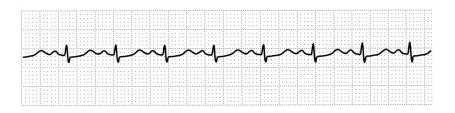

No. 7 心電図モニター波形 （D 問題7）

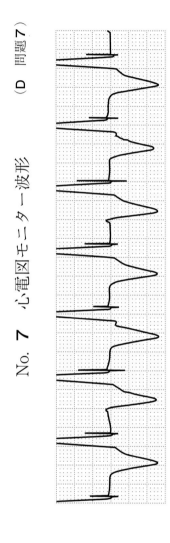

No. 8　心電図モニター波形　　　（D　問題14）

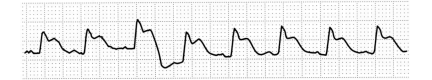

No. **9**　写真　　　　（D　問題16）

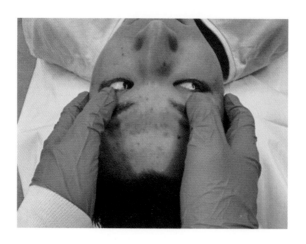

No. 10　心電図モニター波形　　　（D　問題17）

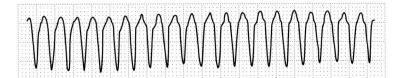

No. 11　心電図モニター波形　　（D　問題19）

No. 12　心電図モニター波形　　　（D　問題20）

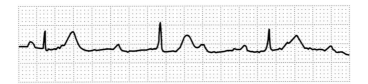

No. **13** 写真 （D 問題33）

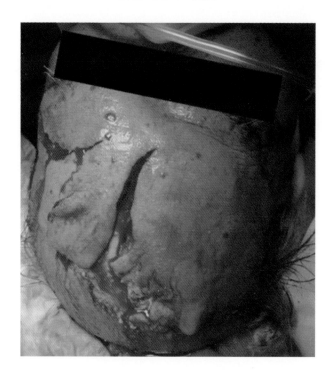

No. 14　写真　　　　（D　問題35）

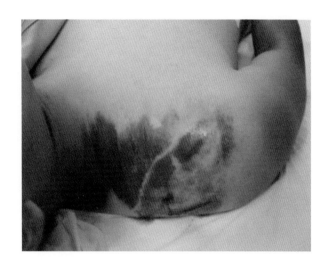

第47回　救急救命士国家試験問題　解答・解説集

定価（本体価格1,800円＋税）

2024年5月27日　　　第1版第1刷発行

監　修　　山本　保博
発行者　　長谷川　潤
発行所　　株式会社　へるす出版
　　　　　〒164-0001　東京都中野区中野2-2-3
　　　　　☎（03）3384-8035〈販売〉
　　　　　　（03）3384-8155〈編集〉
　　　　　振替 00180-7-175971
　　　　　http://www.herusu-shuppan.co.jp
印刷所　　広研印刷株式会社